全国中医药行业高等职业教育"十三五"规划教材

言语治疗技术

（供康复治疗技术、中医学、针灸推拿、
中医骨伤、护理等专业用）

主 编 ◎ 郭艳青

U0273759

中国中医药出版社
·北 京·

图书在版编目（CIP）数据

言语治疗技术/郭艳青主编 . -- 北京：中国中医药出版社，2019.8（2023.11重印）

全国中医药行业高等职业教育"十三五"规划教材

ISBN 978 - 7 - 5132 - 4867 - 9

Ⅰ. ①言…　　Ⅱ. ①郭…　　Ⅲ. ①言语障碍—治疗—高等职业教育—教材　　Ⅳ. ①R767.92

中国版本图书馆 CIP 数据核字（2018）第 065443 号

中国中医药出版社出版

北京经济技术开发区科创十三街 31 号院二区 8 号楼

邮政编码　100176

传真　010 - 64405721

河北省武强县画业有限责任公司印刷

各地新华书店经销

开本 787 × 1092　1/16　印张 14.25　字数 290 千字

2019 年 8 月第 1 版　2023 年 11 月第 2 次印刷

书号　ISBN 978 - 7 - 5132 - 4867 - 9

定价　55.00 元

网址　www.cptcm.com

服务热线　010 - 64405510

购书热线　010 - 89535836

维权打假　010 - 64405753

微信服务号　zgzyycbs

微商城网址　https：//kdt.im/LIdUGr

官方微博　http：//e.weibo.com/cptcm

天猫旗舰店网址　https：//zgzyycbs.tmall.com

全国中医药职业教育教学指导委员会

主 任 委 员

卢国慧（国家中医药管理局人事教育司司长）

副主任委员

赵国胜（安徽中医药高等专科学校教授）

张立祥（山东中医药高等专科学校党委书记）

姜德民（甘肃省中医学校校长）

范吉平（中国中医药出版社社长）

秘 书 长

周景玉（国家中医药管理局人事教育司综合协调处处长）

委 员

王义祁（安徽中医药高等专科学校党委副书记）

王秀兰（上海中医药大学教授）

卞 瑶（云南中医学院继续教育学院、职业技术学院院长）

方家选（南阳医学高等专科学校校长）

孔令俭（曲阜中医药学校校长）

叶正良（天士力控股集团公司生产制造事业群 CEO）

包武晓（呼伦贝尔职业技术学院蒙医蒙药系副主任）

冯居秦（西安海棠职业学院院长）

尼玛次仁（西藏藏医学院院长）

吕文亮（湖北中医药大学校长）

刘 勇（成都中医药大学峨眉学院党委书记、院长）

李 刚（亳州中药科技学校校长）

李 铭（昆明医科大学副校长）

中医药职业教育是我国现代职业教育体系的重要组成部分，肩负着培养新时代中医药行业多样化人才、传承中医药技术技能、促进中医药服务健康中国建设的重要职责。为贯彻落实《国务院关于加快发展现代职业教育的决定》（国发〔2014〕19号）、《中医药健康服务发展规划（2015—2020年）》（国办发〔2015〕32号）和《中医药发展战略规划纲要（2016—2030年）》（国发〔2016〕15号）（简称《纲要》）等文件精神，尤其是实现《纲要》中"到2030年，基本形成一支由百名国医大师、万名中医名师、百万中医师、千万职业技能人员组成的中医药人才队伍"的发展目标，提升中医药职业教育对全民健康和地方经济的贡献度，提高职业技术院校学生的实际操作能力，实现职业教育与产业需求、岗位胜任能力严密对接，突出新时代中医药职业教育的特色，国家中医药管理局教材建设工作委员会办公室（以下简称"教材办"）、中国中医药出版社在国家中医药管理局领导下，在全国中医药职业教育教学指导委员会指导下，总结"全国中医药行业高等职业教育'十二五'规划教材"建设的经验，组织完成了"全国中医药行业高等职业教育'十三五'规划教材"建设工作。

中国中医药出版社是全国中医药行业规划教材唯一出版基地，为国家中医中西医结合执业（助理）医师资格考试大纲和细则、实践技能指导用书、全国中医药专业技术资格考试大纲和细则唯一授权出版单位，与国家中医药管理局中医师资格认证中心建立了良好的战略伙伴关系。

本套教材规划过程中，教材办认真听取了全国中医药职业教育教学指导委员会相关专家的意见，结合职业教育教学一线教师的反馈意见，加强顶层设计和组织管理，是全国唯一的中医药行业高等职业教育规划教材，于2016年启动了教材建设工作。通过广泛调研、全国范围遴选主编，又先后经过主编会议、编写会议、定稿会议等环节的质量管理和控制，在千余位编者的共同努力下，历时1年多时间，完成了83种规划教材的编写工作。

本套教材由50余所开展中医药高等职业教育院校的专家及相关医院、医药企业等单位联合编写，中国中医药出版社出版，供高等职业教育院校中医学、针灸推拿、中医骨伤、中药学、康复治疗技术、护理6个专业使用。

本套教材具有以下特点：

1. 以教学指导意见为纲领，贴近新时代实际

注重体现新时代中医药高等职业教育的特点，以教育部新的教学指导意

见为纲领，注重针对性、适用性以及实用性，贴近学生、贴近岗位、贴近社会，符合中医药高等职业教育教学实际。

2. 突出质量意识、精品意识，满足中医药人才培养的需求

注重强化质量意识、精品意识，从教材内容结构设计、知识点、规范化、标准化、编写技巧、语言文字等方面加以改革，具备"精品教材"特质，满足中医药事业发展对于技术技能型、应用型中医药人才的需求。

3. 以学生为中心，以促进就业为导向

坚持以学生为中心，强调以就业为导向、以能力为本位、以岗位需求为标准的原则，按照技术技能型、应用型中医药人才的培养目标进行编写，教材内容涵盖资格考试全部内容及所有考试要求的知识点，满足学生获得"双证书"及相关工作岗位需求，有利于促进学生就业。

4. 注重数字化融合创新，力求呈现形式多样化

努力按照融合教材编写的思路和要求，创新教材呈现形式，版式设计突出结构模块化，新颖、活泼，图文并茂，并注重配套多种数字化素材，以期在全国中医药行业院校教育平台"医开讲－医教在线"数字化平台上获取多种数字化教学资源，符合职业院校学生认知规律及特点，以利于增强学生的学习兴趣。

本套教材的建设，得到国家中医药管理局领导的指导与大力支持，凝聚了全国中医药行业职业教育工作者的集体智慧，体现了全国中医药行业齐心协力、求真务实的工作作风，代表了全国中医药行业为"十三五"期间中医药事业发展和人才培养所做的共同努力，谨此向有关单位和个人致以衷心的感谢！希望本套教材的出版，能够对全国中医药行业职业教育教学的发展和中医药人才的培养产生积极的推动作用。需要说明的是，尽管所有组织者与编写者竭尽心智，精益求精，本套教材仍有一定的提升空间，敬请各教学单位、教学人员及广大学生多提宝贵意见和建议，以便今后修订和提高。

国家中医药管理局教材建设工作委员会办公室

全国中医药职业教育教学指导委员会

2018 年 1 月

本教材是全国中医药行业高等职业教育"十三五"规划教材，为提高中高等职业技术院校学生的实际操作能力，以实现中高等职业教育与产业需求、岗位胜任能力的对接为目的编写而成。

本教材的编写内容以"必需、够用"为度，体现实用性，在注重专业知识的同时，教材中编入了相关案例，这些案例需要学生认真学习教材内容之后才能获得正确答案，用以激发学生的学习兴趣，培养学生综合运用知识分析问题、解决问题的能力。为方便学生学习，同时充分考虑相关执业考试的需要，章节前设有学习目标，章节末设有复习思考。

言语治疗技术是对各种言语障碍、听力障碍和吞咽障碍进行评价、治疗和研究的一门新兴学科。本教材主要供三年制高职高专康复治疗技术专业的师生使用，也可供康复专科医师、康复专科治疗师，以及从事康复临床工作的医师、护士等阅读参考。

本教材模块一绪论由郭艳青、谢静红编写；模块二言语治疗技术基础由郭艳青、马慧臻编写；模块三听力障碍由李凌雁编写；模块四失语症由李彦杰编写；模块五儿童语言发育迟缓由刘国宝编写；模块六构音障碍由牛继红编写；模块七口吃由魏丽芳编写；模块八吞咽障碍由李彦杰编写。

本书在编写过程中得到了中国中医药出版社和各参编院校及教研室的支持和帮助，在此一并表示感谢！

由于编者水平有限，书中不足之处仍在所难免，恳切希望教材使用者对教材中的问题和不足批评指正，以便今后修订改正。

《言语治疗技术》编委会

2019 年 4 月

扫一扫，看课件

模 块 一

绪 论

【学习目标】

1. 掌握　言语和语言、听力和听觉的基本概念。
2. 熟悉　言语治疗的方法、过程和注意事项。
3. 了解　言语听觉链，言语 – 语言障碍的分类，言语治疗的条件和要求。

言语治疗技术是康复医学的重要组成部分，是对各种言语障碍和交往障碍进行评价、治疗和研究的学科。

项目一　言语治疗技术的发展史

言语治疗在发达国家起步较早，美国约有 100 年的历史，日本约有 50 年，韩国约有 40 年。我国言语治疗取得较大发展是在 20 世纪 80 年代，至今已有 30 多年的历史。

言语治疗起源于 19 世纪，一些关于大脑的研究，对言语治疗的发展产生了深远的影响，如 1861 年，法国神经病学专家 Broca 发现，大脑左侧额下回病变会导致患者语言功能受损；1874 年，德国学者 Wernicke 发现感觉性失语与大脑左侧颞上回后部的损伤有关。Broca 和 Wernicke 的发现具有划时代意义，从此形成了优势半球的概念。

言语治疗技术发展按年代可分为四个阶段：

第一阶段：从 19 世纪到二战后（1945 年）是萌芽时期。19 世纪，美国的雄辩运动、达尔文的进化论以及人脑的研究，为言语治疗技术的产生奠定了重要的理论基础。第一次世界大战和第二次世界大战，出现了大量的外伤性失语症患者，促进了言语病理学的研究和言语障碍临床治疗技术的发展。

第二阶段：从 1945 年到 1966 年是言语治疗技术的发展时期，这一时期，大量的评价和治疗方法发展起来。

第三阶段：从 1950 年到 1975 年，被称为语言学时代，开始以言语学的本质为出发点进行治疗。

第四阶段：从 1975 年到 2000 年，这一阶段被称为语用学时代，开始对会话、语言文化、日常生活等方面的实践活动进行再思考和再构造。

1925 年，美国成立了美国言语治疗学会，该学会在美国言语治疗发展历史中占有重要的地位。现在美国的 300 多所大学中设有言语病理学专业的本科教育，其中 200 多所大学还开设了言语病理学专业的硕士研究生和博士研究生教育。之后，加拿大、德国、澳大利亚等相继开设了言语病理学专业。

我国开展言语治疗始于 20 世纪 80 年代，国外的一些言语治疗专家到国内教学，同时，国内的一些医学专业人员到国外进修学习，从而促进了我国言语治疗技术的发展。1981 年 7 月，25 个省市从事嗓音医学、言语医学的工作者参加了在大连举办的全国首届嗓音言语医学学习班。随后，华中科技大学同济医学院、中山大学、中国康复研究中心、中国聋儿康复研究中心等单位陆续开展言语治疗、教学和科研工作。1997 年，华东师范大学设立我国大陆地区第一个特殊教育学系。1998 年 7 月，中国残疾人联合会与北京联合大学联合创办了北京听力语言康复技术学院。1998 年 10 月，北京同仁医院临床听力中心成立。近年来，我国的言语康复事业取得飞速发展，但与发达国家相比仍有较大差距。

项目二　言语治疗技术的基本概念

言语和语言、听力和听觉是与人类交流能力有关的基本概念，学习言语治疗技术，首先要掌握这些基本概念。

一、言语和语言

言语是表达语言思维的一种方式，是声音语言（口语）形成的机械过程。口语表达声音响亮、发音清晰，与神经及肌肉组织的参与有密切的关系。言语是人们最常用、最快捷、最基本的交流工具。具有代表性的言语障碍如构音障碍、口吃等。

语言是人类在长期的生活与劳动中形成的约定俗成的符号系统，人们通过应用这些符号达到交流的目的。表现为对符号的运用（表达）和接受（理解），符号包括口头语言、书面语言、姿势语（手势、面部表情）及哑语等。具有代表性的言语障碍如失语症、儿童语言发育迟缓等。

语言不同于言语，但两者又有密切的关系。一方面，语言体现在人们的言语活动和言语作品之中，一切语言要素（语音、词汇、语法）只体现在人们的言语作品之中，并且从语言中吸取新的要素而不断得到发展。任何一种语言都必须通过人们的言语活动，才能发挥其交际工具的作用。如果某种语言不再被人们用来进行交际，它就将从社会中消失。另一方面，言语是借助语言来进行的。个体只有借助于语言中的词汇和语言结构，才能正确表达自己的思想和接受别人言语活动的影响。即只有借助于语言这一工具，人们才能说出、写出别人理解的话语，也才能理解别人所说、所写的东西。

二、听力和听觉

听力和听觉是两个不同的概念，在人类的交流活动中，它们都起着极其重要的作用。

听力是人们听声音的能力。听力是先天所具有的，主要依赖完整的听觉传导通路。

听觉是人们听清、听懂声音的能力，是人们对听到的声音进行理解、记忆、选择后形成声音概念的能力。听觉是在具备听音能力的基础上，协调地运用多种感觉器官功能、认知功能等，在大脑皮质高级中枢的参与下对声音进行综合处理的过程。所以听觉是需要后天的不断学习才能逐渐成熟和完善的。

在语言发育和交流过程中，听力是听觉的必要基础和前提，只有听到声音，才能听清、听懂声音。

项目三　言语的产生、传递和接受

在日常生活中，人们用言语进行交往和传递信息，产生和运用言语的过程常常是无意识的，意识不到哪些言语器官如何进行活动，但实际上言语处理的过程是相当复杂的。在言语的产生和感知过程中，依次发生一系列生理学、心理学、物理学事件，链接这一系列事件的链条称为言语听觉链。为方便理解，将言语的处理过程分为三个阶段（图1-1）。

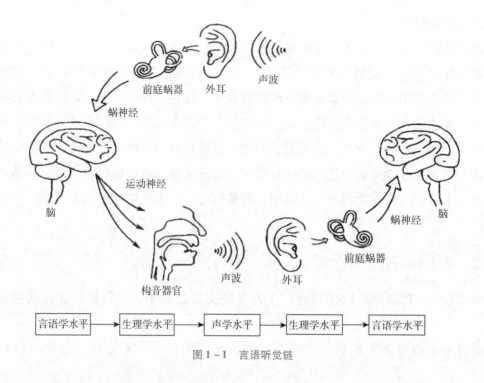

图 1-1　言语听觉链

（参考：P B Denes and E N Pinson. *The speech chain*，Garden City. New York：Andcher Present Double-day，1973）

一、言语学水平

言语学水平是在大脑的听觉语言中枢内完成的。说话人首先产生一种交流的愿望和表达的意识，然后利用大脑语音库中储存的信号进行编码，形成要说的内容，即内部语言。听话人将听觉神经传入的生物电化学信号不断地传入到大脑的听觉语言中枢，听觉语言中枢对语音信号进行解码，形成声音的概念，从而理解了说话人表达的内容。不管是汉语、英语，还是其他语种，言语都是以所规定的符号为基础，用语言学概念将要说的内容组合起来，例如小单位是由一个个的音排列成单词，大单位是依照语法结构排列成句子和文章等。

二、生理学水平

说话人决定了要说的内容后，在大脑和神经的支配下，通过构音器官的协调运动，说出单词、句子和文章。说话人的声音通过外耳、中耳、内耳和听神经传到听话人的听觉中枢，同时也通过同样的途径传到说话者的听觉中枢，由此说话者可以调节和控制说话的音量。

4

三、声学水平

语音以振动的空气波为载体在空气中传播，传至听话人和说话人的耳朵的过程就是言语的声学水平。语音的声学特征包括音长、音调、音强、音色四个属性。听觉言语器官先天或后天的障碍在声学水平阶段可以出现各种各样的变化，如音调单一、音强的提高等。

言语处理过程中的每一水平都很复杂，而且要表达的意图，内容的组合，构音器官的协调运动等，随着年龄的变化而变化。言语功能与大脑的发育有关，如果存在先天因素所致的大脑发育不全，便会不同程度地影响言语学水平的处理过程。在后天因素中，如果大脑的语言中枢受损，也会影响言语学水平和生理学水平，进而影响声学水平。如在言语发育完成之前发生听力障碍，对言语障碍的影响也会由生理学水平影响到言语学水平和声学水平。

项目四　言语－语言障碍的分类

一、失语症

失语症是言语获得后的言语障碍，是由于大脑损伤所引起的言语功能受损或丧失，常表现为听、说、读、写、计算等方面的障碍。成年人和儿童均可发生。

二、构音障碍

构音障碍通常指由于神经系统损害导致与言语有关的肌肉麻痹或运动不协调而引起的言语障碍。可分为运动性构音障碍、器质性构音障碍和功能性构音障碍。

三、听力障碍所致的言语障碍

从言语康复的观点出发，获得言语之前与获得言语之后的听觉障碍鉴别很重要。儿童一般在 7 岁左右言语功能即发育完成，这时可以称之获得言语，获得言语之后的听觉障碍的处理只是听力补偿问题；获得言语之前，特别是婴儿时期的中度以上的听力障碍所导致的言语障碍，若不经听觉言语康复治疗，获得言语会很困难。

四、儿童语言发育迟缓

儿童语言发育迟缓是指儿童在生长发育过程中其言语发育落后于实际年龄的状态。最常见的病因有大脑发育不全、自闭症、脑瘫等。这类儿童通过言语训练虽然不能达到正常儿童的言语发育水平，但是可以尽量发挥和促进被限制的言语能力，不仅言语障碍会有很大程度的改善，还能促进患儿的社会适应能力。

五、口吃

口吃是言语的流畅性障碍。口吃的确切原因目前还不十分清楚，部分儿童是在言语发育过程中不慎学习了口吃，或与遗传以及心理障碍等因素有关。口吃可表现为重复说初始的单词或语音、停顿、拖音等。部分儿童可随着成长自愈；没有自愈的口吃常常伴随至成年或终身，通过训练大多数可以得到改善。

六、发声障碍

发声是指喉头（声门部）发出声波，通过喉头以上的共鸣腔产生声音，这里所指的"声"是指嗓音。多数情况下，发声障碍是由于呼吸及喉头调节存在器质性异常或功能性异常引起的，常见于声带和喉头的炎症、新生物以及神经的功能失调。发声异常作为喉头疾病的表现之一，在临床上具有重要意义。

项目五　如何进行言语治疗

一、言语治疗的方法

1. 训练和指导　训练和指导是言语治疗的核心，包括听觉的训练，促进言语的理解和口语的表达，恢复或改善构音功能，提高语音清晰度等。

2. 手法介入　对一些言语障碍的患者，可以利用传统医学手法帮助改善受限的与言语产生有关的运动功能，此方法适用于运动性构音障碍，特别是重症患者。

3. 辅助器具　为了补偿功能受限，有时需要装配辅助器具，如重度运动性构音障碍腭咽肌闭合不全时，可以给患者戴上腭托，以改善鼻音化构音。

4. 替代方式　当重度言语障碍很难达到正常的交流水平时，就要考虑使用替代交流方式，如手势、交流板和言语交流器等。

二、言语治疗的过程

言语治疗的目的是促进交流能力的获得或再获得。通过治疗人员给予某种刺激，使患者做出反应，正确的反应要强化（正强化），错误的反应要加以更正（负强化），反复进行可以形成正确反应，纠正错误反应。

1. 基本过程

（1）给予患者事先准备好的刺激，比如图片、文字或实物等。

（2）若患者反应正确（正反应），告诉他回答正确（正强化）。

（3）若患者反应不正确（错误反应），则告知错误（负强化）。

（4）通过患者和治疗师的努力，患者的正确反应增多并固定下来。

（5）正反应固定下来以后，则上移一阶段开始新的课题。

（6）反复进行，当达到目标阶段时结束。

2. 设定训练课题　按特定的目标来选择训练材料，规定实施顺序的具体过程称为设定训练课题。设定训练课题之前，首先要对患者的言语障碍进行正确的评定和分型，以了解言语障碍的各个方面和程度。在此基础上，针对言语障碍症状的各个方面，设定能使之改善的训练课题。若评定结果不准确，就会给患者设定出过于简单或过于难的课题。

3. 制定训练程序　明确了训练课题后，还要制定训练程序，也就是把训练课题分解成数个小步骤。训练程序制定正确与否会明显影响训练效果，因此必须加以注意。训练程序制定的相关因素见表1-1。

表1-1　训练程序制定的相关因素

项目	内容	难易度	
		易	难
课题	长度	短（单词）	长（句子）
	意义	具体（具体名词）	抽象（抽象名词）
	使用频率	高频词（常用词）	低频词（非常用词）
	造句	简单（单句）	复杂（复句）
	患者兴趣	浓	淡
刺激	提示速度	慢	快
	时间	长	短
	提示次数	多	少
	间隔	短	长
	醒目性	醒目（彩色图片）	不醒目（线条图片）
	声音强度	强	弱
输入途径	种类	视觉	听觉
	数量	多数	单一
选择答案	数量	少	多
	内容	不同（不同范畴）	相近（同一范畴）

4. 刺激与反应　在训练进行过程中，由于患者的障碍程度不同，反应也会多种多样。比如做事物基础概念的选择训练，在患者的面前摆上牙刷、手套和眼镜，训练者手中拿着一个玩具小娃娃，并对患者说"请你给小朋友刷刷牙"（刺激），患者执行正确（正确反应）时会拿起牙刷放在小娃娃的嘴前做出刷牙的动作（反应）。患者执行不正确即为错误反应。这便是训练过程中的刺激 - 反应。

5. 强化与反馈　在训练过程中患者反应正确时，要使其知道正确并给予鼓励（正强化）；反应错误时也要让其知道错误并一起表示遗憾（负强化）。向患者传递反应正误的过程称为反馈。正确使用反馈在训练过程中非常重要，特别是对刚刚开始训练的患者，往往可以使患者配合训练，巩固训练成果。在强化和反馈的应用过程中，对儿童患者有时要给予奖励，但要考虑患者的年龄和兴趣进行合理应用，才能取得良好的效果。

6. 升级与降级

在刺激 - 反应进行过程中，正反应会逐渐增强，当正反应能逐渐固定下来时，就可以考虑将训练上升一个阶段。当顺利达到训练目标时，训练即可结束。在训练过程中，有时错误反应会增强，此种情况大多由于训练难度超出了患者的水平，这时要降级。如果是初期的评定不准确所致，则可能在降级以后错误反应仍继续存在，这时就要进行再评定和修订训练程序。一般情况下，正确率达到70% ~ 80%时就可以升级。

三、言语治疗的条件和要求

为了达到最佳治疗效果，治疗时应尽量按以下要求去做。

1. 场所　对脑血管急性期或脑外伤患者，病情许可时，可以在床边进行训练。当可以借助轮椅活动时，可到训练室进行训练。应尽量避开视觉和听觉上的干扰，最理想的是在有隔音设施的房间内进行。成年人治疗的房间不要太大，一般10平方米即可。

2. 形式　原则上以一对一训练为主，有时要进行集体训练，可请心理治疗师、作业治疗师、社会工作者一起参加，这种训练可以提高患者的自信心和兴趣。

3. 治疗时间和次数　可以根据训练者和患者人数而定，一般一次为半小时至一小时，幼儿为每天每次20分钟，住院患者每周3 ~ 5次，门诊患者的间隔时间可长一些。为使患者更好地康复，还应对患者家属提供指导。

4. 卫生管理　训练时训练者会经常接触患者的身体和唾液，所以一定要注意预防各种传染病，手指有伤时要特别注意。训练前后要洗手，训练物品要定期消毒，直接接触患者口腔或皮肤的检查物品和训练物品，应使用一次性的。

四、言语治疗的注意事项

1. 注重反馈 这里所说的"反馈"是指训练过程中，患者对自己的反应有意识地认识（如指出图片或发出声音等）。反馈有两种意义，一是对自己所进行的活动有意识地客观地把握，二是能认识到反应正确与否。

2. 关注患者状态 患者常存在注意力、观察力失常，抑郁，过度紧张等，在这种情况下，要注意调整与患者的说话方式和环境。

3. 确保交流手段 语言是交流的工具，对于重症患者，首先要有手势、笔谈、交流板等交流工具，尽量建立基本的交流。这对于患者，特别是失语症患者有很大意义。

4. 注意观察患者的异常反应 治疗前要了解患者的原发病及并发症方面的资料，以及可能出现的意外情况。另外，要经常注意患者的身体情况，病房人员的介入量，运动治疗、作业治疗的训练内容等，特别要注意患者的疲劳表情，训练时如发现与平时状态不同，绝不要勉强训练。

复习思考

一、单选题

1. 言语的概念是（　　　）

A. 一种符号

B. 人类社会约定俗成的

C. 只与声带有关

D. 音声语言形成的机械过程，与神经和肌肉相关

E. 以意愿的形成和转化为语言的符号特征（语言的形成），同时也包括了由声音符号转化为内容的理解（语言的感知）

2. 言语治疗训练中正确率达到多少时可以升级（　　　）

A. 20%～40%　　　　　B. 40%～50%　　　　　C. 30%～60%

D. 70%～80%　　　　　E. 以上都可以

3. 言语治疗的核心是（　　　）

A. 训练和指导　　　　　B. 手法介入　　　　　C. 替代方式

D. 辅助器具　　　　　E. 交流板

二、名词解释

1. 语言

2. 言语

3. 言语听觉链

三、思考题

1. 简述训练程序制定的相关因素。

2. 简述言语治疗的条件、要求和注意事项。

扫一扫，知答案

扫一扫，看课件

模 块 二

言语治疗技术基础

【学习目标】

1. 掌握 言语听觉的大脑皮层功能定位，构音器官的解剖与生理，听觉器官的解剖与生理，汉语语音的基本知识。

2. 熟悉 语言交流的心理学知识。

3. 了解 大脑功能侧化。

项目一 言语听觉器官的解剖生理学基础

一、与言语相关的神经系统

1. 大脑功能侧化

在对大脑的功能研究中，发现只有极少数的人是由于右侧大脑半球损伤才引起言语障碍，而永久性的言语障碍中，大约有97%的人是由于左侧大脑半球受损引起的，故研究认为左侧大脑半球是语言优势半球。

随着对左右大脑半球功能认识水平的提高，优势半球的概念逐渐被大脑半球功能侧化和功能分工所取代。现代研究认为，左右大脑半球各有自己的优势功能（表2-1），人类的一切正常心理活动，都是在大脑两半球功能相对侧化的基础上，通过两半球之间的协同作用实现的。以言语为例，左半球分管语义和话语连贯性，右半球分管语调，给话语提供韵律，两者结合起来才能说出准确动听的话。

表 2 – 1   左右大脑半球各自的优势功能

左侧大脑半球	右侧大脑半球
语言能力	绘画
左右定位	建造能力
计算力	面容识别
手指识别	穿衣
数字	躯体的和空间的定向能力
推理	持续运动
逻辑	音乐、想象力

2. 言语听觉的大脑皮层功能定位

大脑皮层是由数百万神经元所组成的六层结构组织，神经元间通过轴突与树突互相连接。大脑表层为皮层灰质结构（图 2 – 1、图 2 – 2），不同的皮质区域有着不同的特定功能。跟言语有关的皮质区域见表 2 – 2 和图 2 – 3。

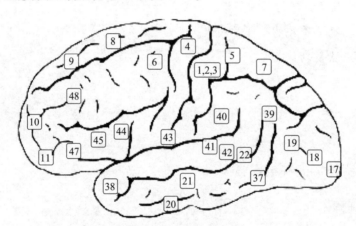

图 2 – 1   大脑半球外侧面的 **Brodmann** 分区

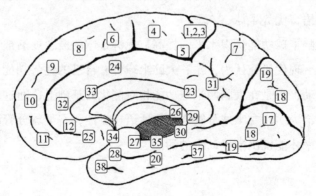

图 2 – 2   大脑半球内侧面的 **Brodmann** 分区

表 2 - 2　跟言语有关的皮质区域

区域	定位	功能
初级运动区	中央前回 4 区和 6 区	将从 Broca 区传来的信息转变成运动活动，产生言语
Broca 区 （说话语言中枢）	左侧第三额下回后部 44 区和 45 区	将来自 Wernicke 区的信息处理成相应的言语运动程序，然后传到头面部运动有关的皮质，启动唇、舌、喉肌的运动而形成言语
书写语言中枢 （书写中枢）	额中回后部 8 区	贮存对侧手书写文字的记忆痕迹，主管写字、绘画等精细运动
弓状纤维	一束将 Wernicke 区和 Broca 区相连的白色纤维	将信息从 Wernicke 区传向 Broca 区
初级听觉区	颞上横回后部 41 区和 42 区	接收和分析听觉信息
听觉联合区 （听觉语言中枢）	颞上横回后部 22 区	将初级听觉区传来的信号与贮存在记忆库中的信息进行匹配，并解码翻译。调节自身语言，收听并理解他人的语言
Wernicke 区	颞上回后部 41 区和 42 区，以及部分邻近的 22 区，听觉与视觉性语言中枢间没有明显界限，有学者将他们统称为 Wernicke 区，包括颞上回、颞中回后部、缘上回及角回	主要司语言的听觉功能，其中储存大量的听语记忆痕迹，该区对复述和理解都很重要
角回和缘上回	构成顶叶的前下部，位于听觉、躯体感觉和视觉联合皮质的交界区	听觉联合区和皮质分析从初级听觉传来的输入信号，将这些信号与贮存在记忆库中的信息进行匹配，并翻译它们的意义。该区对复述和理解都很重要
视觉联合区	位于初级视觉皮质前，枕叶和顶叶的 18 区和 19 区	对初级视觉信号进行分析
视觉语言中枢 （阅读中枢）	顶小叶下的角回 39 区	贮存视觉为基础的语言记忆痕迹，识别文字的基本结构，理解文字符号的意义
胼胝体	连接两个半球的纤维	联系每一半球的相同区域
外侧裂周区	环绕外侧裂周围的区域	包括 Broca 区、弓状纤维和 Wernicke 区
交界区或分水岭区	大脑前动脉与大脑中动脉分布交界区，或大脑中动脉与大脑后动脉分布交界区	此区受损可以引起经皮质性失语，经皮质性失语的共同特点是复述不受损，因为 Wernicke 区仍然与 Broca 区保持联系

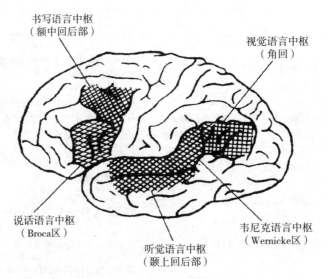

图 2-3 左侧大脑半球的语言中枢

二、构音器官的解剖与生理

言语的产生通过呼吸系统、发声（嗓音）系统、共鸣构音系统的协调活动来实现。贮存在肺、气管与支气管内的气体随着呼气运动有规律地排出，形成气流，到达声门处，转变成一系列的脉冲信号（声门波）；然后通过声道的共鸣作用，形成具有适当形态的声波，最终由口和鼻发出言语声波信号（图 2-4）。

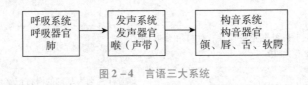

图 2-4 言语三大系统

(一)呼吸与言语

发音的动力是呼吸时肺所产生的气流。呼吸运动是通过肋间肌、横膈和腹肌的协同作用完成的。吸气肌群主要由膈肌和肋间外肌所组成，吸气时，肋骨上提，增大胸腔容积。膈肌是分隔胸腔和腹腔的肌肉-腱膜组织，呈扁平状，并与胸廓肋骨的下缘相连，静止时向上隆起，形似一只倒置的钟罩。膈肌收缩时，其隆起部分向四周拉平，使胸腔在垂直方向上进行扩张，并使下部肋骨上提并向外移动。呼气肌群主要由肋间内肌所组成，作用在于使肋骨下降，缩小胸腔容积。平静呼吸时的呼气过程基本上是被动的，吸气后借助肺部弹性回缩力的作用而释放气体。呼气时，腹部肌群先使腹压增强，膈肌上升，接着降低肋骨和胸骨，使胸腔的容积缩小。

言语过程中，肺部必须为喉部提供足够的动力和通气量，因此和平静生理呼吸相比，言语时，吸气时间更短，呼气时间更长。一方面，吸气占整个呼吸周期的10%，呼气占整个呼吸周期的90%。另一方面，单位时间内的呼吸次数减少且不规则，平静生理呼吸的过程中，呼气的动力来自弹性回缩力，但对于言语呼气而言，这些动力是不够的，还需借助腹部肌群主动收缩的力量等。为了适应说话时所需要的呼吸，在神经的支配下，呼气肌和吸气肌通过协调运动可维持必要的肺容量和压力。最大吸气后持续发声时间，成年男性平均为30秒，女性平均为20秒。

(二)发声与言语

喉是发音器官，两侧声带是发声器官的主要组成部分，声带间的区域称为声门。吸气状态时，声门开放呈倒置"V"形，空气经过声门，无任何阻力地到达肺部。发声时，气流从肺部呼出，途经气管到达喉部，喉部两侧声带拉紧，声门裂变窄，甚至几乎关闭呈"I"形，气流不断冲击声带，引起振动。声带振动，产生一系列气流脉冲波，并转化成一系列声能脉冲信号，从而形成言语的基本声源，这就是发声，或称为嗓音。声带的运动，是言语产生的振动源。

发声由喉软骨、喉关节和喉部肌群共同完成。其中喉软骨形成两对关节，即环杓关节和环甲关节，声带的运动主要通过这两对关节的活动来完成。

1. 环杓关节 为鞍形关节，能够进行摇摆运动和轻微的滑动运动。通过环杓后肌和环杓侧肌的作用，使双侧声带分开和关闭，即声带的外展和内收。声带外展时，杓状软骨的运动使声带突向外上方翻转；声带内收时，使声带突向内下方翻转。

2. 环甲关节 是甲状软骨和环状软骨间的两个车轴关节，甲状软骨下角末端的内侧面有一圆形小关节面与环状软骨的关节面相连，使两块软骨之间产生前后旋转运动。其作用是通过改变声带的长度和张力来调节音调。

(三)共鸣与言语

喉音(声门波)自声带产生后，向上进入声道(共鸣腔)，通过共鸣腔大小形状的种种变化，产生不同的共鸣，形成各种不同的声音。共鸣腔包括胸腔、喉腔、口唇腔和鼻腔，其中胸腔、喉腔、咽腔主要起低音共鸣作用，口唇腔系统主要对中音部分产生共鸣作用，鼻腔对高音部分产生共鸣作用。

1. 咽腔 包括鼻咽、口咽和喉咽三部分。环绕咽腔的咽上缩肌、咽中缩肌、咽下缩肌对声道的调整起着决定性作用。当咽下缩肌收缩时，喉咽部分的宽度将缩小，这种情况多见于发开元音时。咽中缩肌起点位于舌骨上，其自动放松时，舌骨的运动将不会改变咽腔的大小和体积。咽上缩肌在言语过程中较为活跃，鼻通道关闭时，其与软腭一起协同工作。根据发音的内容，鼻咽和口咽之间的鼻通道形状发生相应的变化，发闭元音和辅音时，该通道处于关闭状态;发开元音时,该通道处于半开放位置;发鼻音时完全开放。

2. 口唇腔 口唇腔是人类发音器官中最重要的部分,因为发音器官中可以活动的器官几乎都集中在口唇腔里,如唇、舌、软腭。发音活动的复杂变化是在口唇腔里进行的,通过改变口腔的形状、容积和气流的通路,使声带音产生种种不同的共振。

3. 鼻腔 鼻腔和鼻窦在鼻腔共鸣方面起主要作用。鼻腔与鼻窦因有固定不变的体积,其共鸣作用主要由软腭进行调控。音调升高时,软腭与腭垂逐步升高隔开鼻腔与口腔,改变共鸣方式。

(四)构音与言语

下颚、唇、舌及软腭等发声器官是可以自由活动的,它们可以改变口腔、咽腔、鼻腔的形状、容积和气流的通路,使声带产生种种不同的共振;也可以和固定部位接触,形成种种不同的阻碍,使气流不能顺利通过,产生声源。

1. 下颌 下颌是一块质密、坚硬的 U 形骨,主要由下颌骨体和两个下颌支组成,并在颞骨两侧通过颞颌关节与颅骨连接,参与构音运动。

2. 唇 唇的生理功能是防止食物和唾液流出,并参与面部表情的形成和构音运动。唇部最重要的一块肌肉是口轮匝肌,其环绕口唇周围。在收缩期间,能使分开的嘴唇关闭,并使唇部皱缩。拮抗这种闭合运动的有三组唇外肌:①唇横肌:将唇角向两侧外拉,将唇部抵在牙背上;②唇角肌:将上唇向上提,将下唇向下方牵拉;③唇直肌:使嘴角收缩。

3. 舌 舌的生理功能是发音、咀嚼和吞咽。舌是最重要的构音器官,如果人类失去了舌,就只能发出毫无语音区别的单一的声音。舌由大量的肌束构成(图 2-5)。舌体能够向口腔的任意方向移动,并且能够灵活地改变其形状和大小。舌部肌群可分为成对的舌内肌群和舌外肌群。舌内肌群能改变舌部的形状和大小;舌外肌群移动舌部,改变舌部与声道或颅骨的相对位置。舌内肌群包括舌上纵肌、舌下纵肌、舌横肌和舌直肌;舌外肌群包括颏舌肌、茎突舌骨肌、腭舌肌等。舌内肌群位于相互垂直的三个水平面上。舌上纵肌能将舌尖向上拉伸,而舌下纵肌则将舌尖拉向下方。这两组肌群协助收缩,使舌体缩短,舌横肌收缩时,使舌体两侧向中间收缩,从而使舌体拉长;当舌直肌收缩时,舌体则变薄。

舌的运动与发音密切相关,发元音时,受舌前后运动支配,颏舌肌的收缩能使舌部向前运动,将舌体向前拉伸,拮抗肌即茎突舌骨肌的收缩可使舌部向后和向上拉向软腭。当构建前元音和腭/齿辅音时,舌面向上抬起,抵住硬腭。舌面的抬升运动主要通过舌上纵肌的收缩来实现,并使舌尖向上举起,此时舌横肌也有轻微的收缩,致舌部狭窄、拉长。当舌骨舌肌、咽中缩肌和咽下缩肌收缩时,舌体向后拉伸,咽腔容积变小。发开元音时,可以见到这种构音方式,它们均有较小的咽腔。腭舌肌的收缩可使舌背抬高形成拱沟。

4. 软腭 软腭位于口腔和鼻腔之间,像瓣膜组织,使鼻腔和口咽腔的声学耦合得到调整。在元音的产生过程中,鼻咽通道关闭,这样元音听起来就不带鼻音,软腭的上提是通过腭帆提肌来完成的。腭舌肌、腭咽肌用来降低软腭的位置。当它们将舌和咽壁与软腭相连时,如果这些肌群是固定的,或者过于紧张,结果导致很多鼻音发成非鼻音。

总之,人类共鸣构音器官的显著特点是共鸣腔的形状和截面积是可以变化的,其通过可活动构音器官的运动来实现。因此,通过调节声道不同的形状,人的言语声也表现出不同的声音色彩。

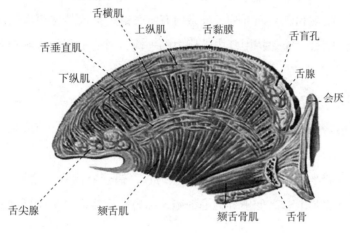

图 2 - 5　舌肌(舌正中矢状切面)

三、听觉器官的解剖与生理

听觉器官负责接收、传导、感知和处理外界声信号,产生听觉,这一复杂过程是人类形成正常言语功能的关键环节之一。

(一)外耳的解剖与生理

外耳包括耳郭、外耳道和鼓膜 (图 2 -6)。

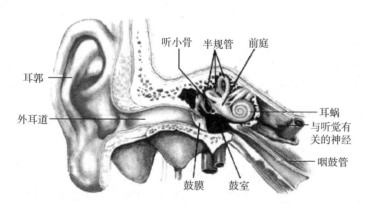

图 2 - 6　耳的解剖结构

耳郭具有接收声波和判断声源方位的功能。外耳道是声波传导的通道，同时它也是一个有效的共鸣腔，能使较弱的声波振动得到加强，并引起鼓膜振动。鼓膜介于外耳和鼓室之间，能把声波刺激传到中耳。

(二)中耳的解剖与生理

中耳是传导声波的主要部分，把空气中的声波振动有效地传至内耳液体之中。中耳包括鼓室、咽鼓管、鼓窦和乳突四部分，鼓室内有听骨链，构成传递声音的曲杠杆，把声波振动传递至内耳。咽鼓管能保持中耳内外压力的平衡，引流中耳的分泌物，防止逆行性的感染，阻声和消声。

(三)内耳的解剖与生理

内耳分为骨迷路和膜迷路，骨迷路是骨性管道，分为半规管、前庭和耳蜗三部分，三者相通。膜迷路是套在骨迷路内的封闭的膜性管道，被内淋巴液填充，根据其与骨迷路的对应关系依次分为膜半规管、椭圆囊、球囊、蜗管。蜗管断面呈三角形，上壁为前庭膜，下壁为基底膜，基底膜上有高低不等的毛细胞，称为螺旋器，是听觉感受器，可相应接受低高声波的刺激。

内耳主要为听觉和平衡功能。其中耳蜗与听觉有关，是听觉的神经部分，可以将机械性声音振动信号转变成神经电信号；半规管具有保持身体平衡的作用，与听觉无关。

项目二 语言交流的心理学基础

语言交流是指信息、思想、感情、需求以及愿望等的相互交换，交流过程的各个环节都伴随着复杂的心理活动，影响到现实的交流情况。

一、语言交流的心理过程

语言交流的心理过程是从最初的表述动机，经过表述的语义初迹，内部语言，扩展到外部语言。理解话语的心理过程是从感知对方扩展的外部语言，从词、句到话语，分出话语的主要思想，然后理解话语的整个意思。

(一)影响语言交流的心理因素

影响语言交流的心理因素包括交流角色关系、交流循环系统、交流者的欲望、交流者的地位、交流者的心态、交流环境等，对这些因素的探讨可以促进对语言交流的心理认识。

1. 交流角色关系 在语言交流中，交流双方的信息传递随着听、说角色关系的不断变换而改变，说话不是为了给自己听，"说"与"听"是语言交流中的两个互为依存的角色。

2. 交流循环系统 在语言交流中，因为交流双方信息传递的方向随着听、说角色关系的不断变换而改变，所以语言交流过程是一个循环系统。在此过程中，除了以听说角色变换、内部语言与外部语言交替为线索的主要循环过程之外，还存在着运行于记忆与编码、解码、内部语言之间的三个支持性循环过程，这种内在的模式就被称为交流循环系统。

3. 交流者的欲望 一方所生成的话语常常激发对方的表述动机，从而引起一系列复杂的内部心理活动，如赞同、反对、感叹等，从而触动其语言的欲望，交流者的欲望影响着交流者的语言表达及外部情感。

4. 交流者的地位 一般情况下，在语言交流过程中人们是轮流说话的，交流双方的角色关系往往不断变换，交流双方地位是平等的关系。但语言交流中受社会地位等影响，如上级领导对下级的语言交流过程往往是支配与被支配的关系，这会影响被支配者的交流欲望，出现不平衡的特殊交流形式。

5. 交流者的心态 一个人的生活经历及人生态度会影响个体的言行，从而影响交流者的态度，反映在交流心态中，这些反映被听者接受时，会由于接受者的人生背景及交流心态不同而产生不同的效果，影响到双方交流的内容。

6. 交流环境 交流环境主要分两种，一种是外部交流环境，指交流的场合、声音环境、第三者干扰等，如在很吵闹的环境中交流，说者必须提高音量，听者必须集中精力倾听，需要每一交流者更大的体力付出，从而影响交流心态及交流欲望。另一种是交流者的内部环境，指交流双方的心理环境，如交流者心事重重、疲乏、瞌睡等。

(二)语言理解过程

语言理解是对交流信息的接收和处理，其心理过程可从以下四个方面加以探讨。

1. 语言理解的心理基础

语言理解的心理基础主要有：感知辨识、短时记忆、反馈监控。

（1）感知辨识 听理解首先要对语言的声音进行感知，其次是辨识其词义功能及承载的语义。当听到一串话语时，把语流加以切分，分出语段、音段、音素所体现的音位。通过领悟语句的语调结构和词语的含义来辨识语句的意义。辨识词义，其实就是根据该词在语句中的组合地位，判断它用在多义系列中的哪一项语义，有时还要从上下句的关系加以判断，尤其是多义词。例如："他不是东西"这句话，在感知后切分出"东西"这个词时，首先要辨识它不是词组"东西"；其次要辨识它不同于"梳子是有用的东西"中的那个"东西"。也就是说，它不是指"物品"，而是指"人品差"。然后根据整句话的语气，辨识这句话的意思是"他的品格差"。

（2）短时记忆　短时记忆是参与语言理解的一项必需的心理条件。如在理解连贯话语时，必须记住话语的关键成分，才能抓住重点，分清各成分的关系，理解话语的内在含义。

（3）反馈监控　语言的传入性反馈监控机制是保证语言交流围绕话题的重要心理条件。在语言理解时，听话者必须在判断话语的关键成分的基础上紧紧把握语言交流的话语主题，反复加以核对，一旦发现曲解、误解或偏离话语主题，就要调整理解过程，重新调整谈话方向，尽力捕捉话语的信息核心。

2. 语言理解的策略

语言理解是综合利用各种策略的复杂心理过程。人在已有的知识和经验的基础上，常应用语义策略、词序策略和句法策略等来加工语言信息。例如，人们可以根据语义来确定各种词类：如凡指称实体的词为名词；凡说明行动的词为动词。利用语义策略可以帮助理解一个句子，如听到"孔融梨让"这样的句子，我们能正确地理解这句话的意思是"孔融让梨"，这里实际上存在着一个语义模式，即当句子中谈到礼让，谈到一种食物，又谈到一个人，则这个句子的意思是说"此人礼让该食物"。所以，即使词的顺序颠倒，人们也不会产生误解。

词序策略则是利用词序的模式来加工语言信息。例如，汉语句子的基本词序为"名词1——动词——名词2"，即"动词之前的名词为支配者"，"动词之后的名词为受支配者"，这个词序模式的内涵就是"第一个名词的特例对第二个名词的特例施加动词所表达的一定行动"。在听到"风吹荷叶"这句话时，就可以正确理解谁吹谁或谁被吹了。可以看出，这种词序策略不仅涉及句子的表层结构的分析，实际上也涉及句子的深层结构或意义。但是，人们的话语是极其复杂和多样的，一个句子往往难以纳入某个个别的词序模式。有时可能首先要利用句法策略将一个句子分解为若干模式，对句子进行分解和组合，构成句法水平加工，然后再应用词序策略。

人们在实际理解语言的进程中，常交替应用几种策略。一般来说，这些策略是从已有知识和上下文出发的，表现在理解过程中形成某种期望或假设，但它们需要得到输入信息的验证和校正，并在一定时刻加以转换。其实，这些语义策略、词序策略和句法策略都是不同性质、不同层次的模式策略。较高水平的加工策略，如语义策略或句法策略，对较低水平的词汇加工乃至语音加工会发生影响，互为作用，以便最好、最快地理解。

3. 语言理解中的信息整合

人的背景知识对语言理解的作用不仅表现在策略运用上，还表现在信息整合上。人输入的语言信息要与记忆中贮存的有关信息相整合，才能得到理解。如果缺乏有关的信息，或者未能激活记忆中的有关信息，那么就不能或难以实现语言的理解。通常人们将新的信息与已知的信息联系起来达到进一步地理解，在句子中，已知的信息通常先于新的信息出现，然后在记忆中搜索与已知的信息相匹配的贮存信息，再将它与新的信息联系起来，这种情况在句子的上下文阅读理解中表现得最为明显。在对话和阅读中，前一个句子或一些句子为后一个句子提供有用的信息，并互为影响，如果这种已知的信息与新的信息互为关系遭到损害，句子的理解将受到影响。

4. 推理在语言理解中的作用

人在语言理解过程中，不是被动地接受语言信息，而是在已有知识的基础上主动地推敲、领悟语言的意义，常通过推理来增加信息，把握事物之间的联系，促进语言的理解。

(三)语言表达过程

在语言交流中，语言生成也必须具备一定的心理条件，在语言交流中理解是从句子的表层结构到深层结构的过程，语言的产出则相反，它是从深层结构到表层结构的过程，其包含：①构造阶段：依照目的来确定要表达的意思；②转换阶段：应用句法规则将思想转换成语言的形式；③执行阶段：把语言形式的消息说出来或写出来。

语言产出是人有目的的活动。语言产出过程首先需要确定哪些信息要表达出来，即决定说（写）什么，然后再决定这些信息如何表达，即确定怎么说（写）。在确定说什么和实际说出来之间进行着各种转换过程，即从思想依次转换为句法、词汇和语音等不同层次的语言结构。将这些不同的转换过程看成不同的加工阶段，大致分为三个过程：

1. 表述动机 语言生成的起点是表述动机，即在话语中表述特定内容的需要。例如，提出请求、宣布结论、表示愿望、交流信息、陈述思想等，动机只是语言表述的出发点，根据表述的方式分为对话和独白两种。它们在表述动机上不尽相同。对话动机的实质在于：它在语言交流过程中，是交流者将自己置于听者地位、将对方置于说者地位，向对方的语言刺激所做的反应。因此，表述动机既是理解的终点，又是生成的起点，也就是说，它在语言交流过程中是从语言理解转向语言生成的衔接点。

独白是语言表述的另一种形式，即由说话者说出一段意思连贯的扩展性语言，它由独立的表述动机支配。在这种稳定的动机驱使下，说话者会主动独立地制定语言表述计划。如果没有独立的表述动机，或者由于脑损伤而导致表述动机障碍，或者由于突然改变动机而使最初的动机不能坚持，那么独白型扩展性语言就要受到破坏，出现话语不连贯，语无伦次，或出现突然性的语言转折。

2. 语义初迹 语言生成内部过程的第二个环节是语义初迹。语言表述动机只是引起语言表述过程的出发点，它本身还没有确定的内容。语义初迹的产生是确定语言的内容，它形成未来语言表述的基本格式。

语义初迹可以说是一种由表述动机触发起来的同时呈现的语义关系网络体系，语义初迹包括三个要素：①形成思想的主题和述题；②由义素构成的潜在语义；③一些潜在的语义关系，如时间、目的、对象等。这些要素一旦转化为语言单位，就可以通过内部语言形成扩展的话语。这种语义初迹是形成话语的基础，它是一个潜在的语义关系体系，在心理上只是表述的一般主观意图，但说话者能够把这个主观意图转变为扩展的语言语义体系。

3. 内部语言　内部语言是语言生成内部过程的第三个环节，它是从同时综合出现的语义初迹向扩展的外部语言过渡的必需阶段。

语义初迹只是含糊的语义关系体系，它还没有包括语言的具体词汇单位，又不包括语言的具体语法结构。由于语言和思维联系密切，只有在语言的参与之后，才能把语义初迹转化为话语表达清晰的思想。说话者在组织内部语言的语义时，需要选择合适的词汇单位。由于每个词语都处于该语言的一定聚合结构和组合结构之中，因此，选择的心理条件就是：在大脑储存的词语库中，把需要的词语从具有潜在候选资格的词语中筛选出来，过滤同义词和同音词，抑制并放弃次要的，选出最恰当的词语。在通常情况下，一些常用词容易被选中，而罕用词选择的难度较大。

4. 外部语言　外部语言是语言生成内部过程的最后一个环节，从内部语言扩展而来，此时语法上已经定型，词汇也已选定，主要进行语音实现，使目标词语在语音中得到实现，其心理条件是保证将表述变成有声语言，并通过各种反馈不断循环纠正，构成极其复杂的心理过程。

（四）影响语言交流的认知能力

认知是人类的一种心理活动，是指个体认识和理解事物的心理过程。认知功能对语言交流的影响主要体现在四个方面：①接受能力，即通过各种感觉接受外界信息；②记忆和学习功能；③思维功能；④表达功能，通过语言、躯体、情感等各种形式进行表达。此外，意识和注意能力在语言交流中也非常重要，是语言交流的基础。

在语言交流过程中，语言能力与各项认知能力息息相关。首先，语言理解过程就必须以正常认知为基础，若认知功能异常，失去接受能力，即失去通过各种感觉接受外界信息的能力，就丧失了语言理解过程的感知辨识能力。其次，如即刻记忆能力和（或）信息复呈能力下降，就打断了语言交流循环系统，语言交流就无从谈起。再次，如思维混乱，就会造成语言表述动机不明、词汇选择不分主次、言不达意、语言生成失败。此外，表达功能亦是认知功能之一，表达障碍肯定影响语言交流。总的来说，正常的认知功能是语言交流的基础，如果认知功能异常，必然影响语言交流过程，所以言语治疗与认知治疗是不可分割的。

二、语言交流障碍的心理因素及常用的心理治疗方法

语言交流过程伴随着复杂的心理状态，交流障碍与心理障碍错综复杂地交织在一起，相互影响，相互促进，因此，在言语治疗的过程中，要充分重视患者可能存在的心理障碍，并给予及时的干预，这样才能使言语治疗取得事半功倍的效果。

(一)语言交流障碍伴随的心理行为问题

语言交流障碍患者由于不能进行有效的交流，通常会产生焦虑、抑郁、孤独等不良心理反应；有些患者由于脑功能障碍，常引起注意力、记忆力等认知心理障碍，导致异常行为（如多动），继而出现言语交流困难。具体的心理行为异常表现有：

1. 焦虑心理 是患者对亲人或自己生命安全、前途命运等的过度担心而产生的一种烦躁情绪。常伴有头晕、胸闷、呼吸困难、口干、尿频、尿急、出汗、震颤和运动性不安等。语言交流障碍患者由于疾病的痛苦，疾病诊治过程的各种麻烦，以及疾病预后的恐惧不安心理等因素，容易产生焦虑不安、紧张、害怕、过分担心，对自身疾病思虑过度。

2. 抑郁心理 是一种对不良外界刺激发生长时间的沮丧感受反应的情绪改变。抑郁的发生可以是躯体疾病的后果，如脑血管意外、各种癌症、高血压、冠心病、糖尿病等；也可发生在躯体疾病之前，即生活事件的应急，如亲人病故、心理受挫折、工作压力太大等。语言交流障碍患者由于语言交流障碍，会产生情绪低落，对疾病的预后丧失信心，对生活无兴趣，感到无望与无助，不积极配合治疗，严重时拒绝治疗和检查，甚至产生轻生观念、自杀企图或行为。随着疾病症状的转归和变化，抑郁情绪也会发生相应的变化。抑郁情绪与患者本人的性格、周围人的支持以及环境有密切关系。

3. 孤独心理 患者因语言交流障碍，自己的想法和要求不能通过语言与别人交流而产生孤独感。

4. 依赖心理 患者因为交流的障碍，尤其害怕被人取笑自己，特别容易对家属及信任的人产生过度依赖性。一旦患者的需求得不到重视，其自尊心就容易受到挫折而变得心情沮丧，影响治疗效果。

5. 自我防御心理增强 患者因为交流的障碍，会产生明显的猜疑。特别是对医务人员、周围人、子女以及照料者的猜疑，认为不重视、不关心自己，严重者甚至认为医生不给自己好好治疗，甚至会不接受治疗等，并可能进一步引起恐惧。

6. 认知心理障碍 由于脑功能障碍易导致患者注意力或记忆力障碍，儿童患者易出现多动症等病理行为，继而出现语言交流障碍。

（二）常用的心理治疗方法

心理治疗指由经过专门训练的专业人员运用心理学的相关理论和技术，改善、矫正或消除患者的不正确认知活动、情绪障碍、异常行为和由此引起的各种躯体症状的治疗过程。以下为语言交流障碍常用的心理治疗方法。

1. 支持性心理治疗　通过治疗者对患者的指导、劝解、鼓励、安慰和疏导的方法来支持和协助患者处理问题，适应所面对的现实，度过心理危机的方法。支持性心理治疗是临床上最基本的心理治疗模式，特别是当脑卒中等患者由于不能言语表达，或听不明白时，会出现较明显的消极情绪（焦虑或抑郁），心理医师或治疗师应设身处地地站在患者的角度，给予鼓励、安慰和疏导，帮助患者逐渐建立自信，充分地调动患者内在的康复动机，鼓励患者通过自己的努力以改善功能。

2. 行为疗法　其理论基础是行为主义理论中的学习学说，包括巴甫洛夫的经典条件反射原理及斯金纳的操作性条件反射学说。基于此，行为疗法认为人的心理病态和各种躯体症状（包括言语－语言障碍）都是一种适应不良或异常的行为，是在以往的日常生活经历中，通过学习并经条件反射固定下来的，既然可以通过学习获得异常行为，那么也可以通过再学习、条件反射或强化手段，消除或纠正病态行为，建立正常而健康的行为。

言语－语言障碍可以被视为一种异常或病态行为，因此可以采取行为治疗方法加以纠正，在言语－语言治疗中，常采用系统脱敏疗法、操作性条件技术、松弛疗法、生物反馈疗法等。

（1）**系统脱敏疗法**　该方法可以通过列表法将易引起患者紧张或焦虑等消极情绪的情境场合按由轻至重的顺序排列，然后采用心理放松技术，依次缓解这种消极情绪，从而达到逐渐消除不良情绪的目的。实施心理治疗时，应从引起个体最低程度的焦虑或恐惧反应的刺激物开始进行治疗，并给予渐进松弛训练，使个体轻度的焦虑或恐惧反应消失；然后，治疗者可向处于松弛状态下的个体呈现另一个比前一刺激略强一点的刺激，循序渐进，最终接触最强的刺激。如果一个刺激所引起的焦虑或恐惧状态在个体所能忍受的范围之内经过反复呈现，个体的焦虑或恐惧反应就会消失。该方法通常用于那些在特定场合易引起言语－语言障碍的患者，如口吃患者等。

（2）**操作性条件技术**　指应用各种手段以增加某些适应性行为，减弱或消除某些不良行为的心理治疗方法。强化疗法基于操作学习的理论基础。治疗者可通过行为干预来增加适应性行为，减少或消除不良行为，从而达到治疗的目的。言语－语言治疗通常采用操作性条件技术。

（3）**松弛疗法**　指通过一定的肌肉松弛训练程序，有意识地控制自身的心理和生理活动，降低唤醒水平，改善躯体及心理功能的紊乱状态，从而达到治疗疾病的目的。该疗法是源于古代的一种自我心身保健方法，我国的气功、印度的瑜伽、日本的禅道、德国的自身训练等，都是以放松为目的的心身保健方法。由于言语－语言障碍患者均存在不同程度的身体相关肌肉紧张以及紧张焦虑的心理，因此身心的放松治疗尤为重要。

（4）生物反馈疗法　是利用现代电子仪器，使人们无法觉察到的内脏生理功能（如血压、心率、呼吸、语音、生物电活动等）转换成个体能察觉到的声、光等反馈信号显示出来，以帮助个体自我控制和调节这些活动，从而达到治疗的目的。如听力障碍儿童在言语训练中会充分利用其视觉功能，通过"看"来调节自己发出的声音，以弥补其听力不足。

3. 家庭治疗　是将家庭作为一个整体而进行心理治疗的方法，属于人际关系方面的治疗，治疗者通过与家庭中所有成员有规律地接触、交谈，使家庭内部发生某些变化，并使患者的临床症状逐渐减轻或消失。家庭治疗专家认为，心理障碍的发生与发展除了受生物因素、心理因素、社会因素制约外，还与不良的家庭内情感及观念交流模式有关，这些模式的改善将对患者的病情产生有益的影响。如针对孤独症、注意力缺陷多动症的儿童进行言语－语言干预时，同时也需要干预其异常行为，家庭环境的调整或人际关系的优化将有助于此类儿童的行为及言语－语言功能的改善。

4. 集体治疗　又称团体心理治疗，是相对个别心理治疗而言，指由 1～2 位治疗者主持的、以集体为对象的心理治疗。治疗者运用各种技术，并利用集体成员间的相互影响，以达到消除患者症状并改善其人格与行为的目的。

5. 工娱疗法　是工作治疗和娱乐治疗的简称。凡以工作或劳动作为促进康复的手段，称为工作疗法；凡以文化、娱乐及体育活动作为促进康复的手段，称为娱乐疗法；实际治疗中两者常相互结合。该方法有助于建立轻松快乐的情境，促进患者情绪稳定，注意力集中，从而有效缓解言语－语言症状。

6. 游戏治疗　是近代心理学中的专用术语，游戏治疗主要基于心理分析学派的理论发展而成，指出儿童主要是通过游戏来将内在的焦虑外显化，并通过与治疗师的互动，增加对自我行为和情绪的认识，并促进个体发展，加强自我面对困难时的信心和能力。游戏治疗可广泛地用于各类儿童的心理与行为异常，进而治疗患儿的言语－语言障碍。

项目三　言语治疗的语言学基础

汉语普通话是现代汉民族的共同语，是全国各民族通用的语言。普通话是以北京语音为标准音，以北方话为基础方言，以典范的现代白话文著作作为语法规范的现代标准汉语。汉语在语音、语法方面具有很明显的特点。

一、语音

(一)语音单位

1. 音素 音素是可划分的最小语音单位。音素分为两类：元音和辅音。元音是气流振动声带、在口腔没有受到阻碍而形成的一类音素，如 a、o、e、i、u 等。辅音是气流在口腔受到阻碍而形成的一类音素，如 b、p、m、f 等。元音和辅音的主要区别见表 2-3。

表 2-3 元音和辅音的区别

类别	元音	辅音
气流	畅通无阻，气流较弱	受阻碍并克服障碍，气流较强
发音器官	均衡地保持紧张	阻碍气流的发音器官明显紧张
声带	有颤动	清音无颤动，浊音有颤动
语音	可延长	某些可延长

2. 音节 是在听觉上最容易分辨出来的自然语音单位，由一个或几个音素按一定规律组合而成。汉语中一个汉字就是一个音节，每个音节由声母、韵母和声调三部分组成。

（1）声母 音节开头的辅音即为声母（表 2-4）。

（2）韵母 音节中声母后面的部分即为韵母。韵母有的由一个、两个或三个元音组成，有的韵母中也有辅音成分（表 2-6）。

（3）声调 声调在汉语发音过程中，贯穿整个音节的声音高低、升降、曲直变化。在汉语中，声调有区别意义的作用。声韵完全相同的音节，声调不同，其意义就会发生改变。例如"八、爸、把"。声调是汉语中不可缺少的组成部分，也是汉语区别于其他语言的显著特点。

(二)发音部位和发音方法

发音部位是指发音器官在发音时对气流形成阻碍的位置。发音方法是指发音时形成阻碍和解除阻碍的方式，包括气流的强弱、声带的颤动等。根据发音部位和方法的不同，普通话的 21 个辅音声母可以进行以下分类（表 2-4）。

1. 发音部位 从发音部位看，辅音声母可分为双唇音、唇齿音、舌尖前音、舌尖中音、舌尖后音、舌面音和舌根音七类（表 2-5）。

2. 发音方法 从发音方法看，辅音声母可从三个方面来说明。

（1）根据发音时气流克服阻碍方式的不同，辅音声母可分为五类：

1）塞音：构成阻碍的两个部位完全闭塞；软腭上升，堵塞通向鼻腔的通路；气流经过口腔时冲破阻碍迸裂而出，爆发成声。塞音有 b、p、d、t、g、k。

2）擦音：构成阻碍的两个部位非常接近，留下窄缝；软腭上升，堵塞通向鼻腔的通路；气流经过口腔时从窄缝挤出，摩擦成声。擦音有 f、h、x、sh、r、s。

3）塞擦音：构成阻碍的两个部位完全闭塞；软腭上升，堵塞通向鼻腔的通路；气流经过口腔先把阻塞部位冲开一条窄缝，从窄缝中挤出，摩擦成声。发音时，先破裂，后摩擦，结合成一个音。塞擦音有 j、q、zh、ch、z、c。

表 2 - 4　普通话声母发音部位和发音方法表

		塞音清音		塞擦音清音		擦音		鼻音	边音
		不送气	送气	不送气	送气	清音	浊音	浊音	浊音
唇音	双唇音	b	p					m	
	唇齿音					f			
舌尖中音		d	t					n	l
舌根音		g	k			h			
舌面音				j	q	x			
舌尖后音				zh	ch	sh	r		
舌尖前音				z	c	s			

表 2 - 5　辅音声母发音部位

类别	辅音声母	发音部位
双唇音	b、p、m	上唇和下唇构成阻碍
唇齿音	f	上齿和下唇构成阻碍
舌尖前音	z、c、s	舌尖和上齿背构成阻碍
舌尖中音	d、t、n、l	舌尖和上齿龈构成阻碍
舌尖后音	zh、ch、sh、r	舌尖翘起和硬腭构成阻碍
舌根音	g、k、h	舌根和软腭构成阻碍
舌面音	j、q、x	舌面和硬腭构成阻碍

4）鼻音：口腔里构成阻碍的两个部位完全闭塞；软腭下垂，打开通向鼻腔的通路；气流颤动声带，从鼻腔通过。鼻音有 m、n。

5）边音：舌尖与齿龈相接构成阻碍，舌头两边留有空隙；软腭上升，堵塞通向鼻腔的通路；气流经过口腔，颤动声带，从舌头的两边通过。边音只有 l。

（2）根据气流的强弱，又可将塞音和塞擦音声母分为两类：

1）不送气音：发音时，呼出的气流较弱，包括 b、d、g、j、zh、z。

2）送气音：发音时，呼出的气流较强。包括 p、t、k、q、ch、c。

（3）根据声带是否颤动，可将声母分为清音和浊音两类：

1）清音：气流呼出时，声门打开，声带不颤动，发出的音不响亮。

2）浊音：气流呼出时，声带颤动，发出的音比较响亮，普通话中只有 m、n、l、r 四个浊音，其余均为清音。

表 2-6　普通话韵母构音表

		开口呼	齐齿呼	合口呼	撮口呼
单韵母		-i、a、o、e、er	i	u	ü
复韵母	前响	ai、ei、ao、ou			
	后响		ia、ie	ua、uo	üe
	中响		iao、iou	uai、uei	
鼻韵母	前鼻音	an、en	in、ian	uan、uen	ün、üan
	后鼻音	ang、eng、ong	ing、iong、iang	uang、ueng	

3. 韵母的发音分析

按韵母内部成分的特点，可以将普通话韵母分为单韵母、复韵母和鼻韵母三类，见表2-6。

（1）单韵母　由一个元音构成的韵母称为单韵母。口腔的形状是由舌位、开口度和唇形决定的，因此，单元音的发音可从舌位的前后、高低（开口度的大小）、唇形的圆展三个方面来分析。

（2）复韵母　由两个或三个元音构成的韵母称为复韵母。复韵母的发音特点是从一个元音快速滑到另一个元音的过程中，舌位的高低前后、口腔的开闭、唇形的圆展，都是逐渐滑动的，气流不中断，听起来像一个浑然的整体。根据韵腹位置的不同，可把复韵母分成前响复韵母（ai、ei、ao、ou）、中响复韵母（iao、iou、uai、uei）和后响复韵母（ia、ie、ua、uo、üe）三类。

（3）鼻韵母　由元音和鼻辅音韵尾 n 或 ng 构成的韵母。按照鼻韵尾发音部位的不同，鼻韵母可分为两组：以 n 做韵尾的前鼻韵母和以 ng 做韵尾的后鼻韵母。

二、语法

语法是组词成句的规则。词和句子是最基本的语法单位，语法上的词指的是最小的能独立运用的语言单位，句子是最基本的表述单位。

1. 词　语言中能够独立运用的最小的音义结合体。词可分为实词和虚词两大类。实词包括：名词、动词、形容词、数词、量词和代词六类。虚词包括副词、连词、介词、助词、叹词和拟声词。

2. 句子 是由短语或词构成，具有特定的语调，能够表达一个相对完整意思的语言单位。句子按照用途和语气，可分为陈述句、疑问句、祈使句和感叹句；按结构，可分为单句和复句。

复习思考

一、单选题

1. 下述哪项属于左侧大脑半球的功能（　　）

A. 绘画、绘图能力　　　　　B. 建造能力　　　　　C. 计算力

D. 音乐　　　　　　　　　　E. 躯体的和空间的定向能力

2. 以下符合元音发音特点的是（　　）

A. 气流畅通无阻　　　　　　B. 气流较强　　　　　C. 清音声带不颤动

D. 阻碍气流的发音器官紧张　E. 浊音声带有颤动

3. zh 的发音方法是（　　）

A. 塞音　　　　　　　　　　B. 塞擦音　　　　　　C. 擦音

D. 边音　　　　　　　　　　E. 鼻音

4. 发音系统中可动的结构是（　　）

A. 软腭　　　　　　　　　　B. 上齿　　　　　　　C. 硬腭

D. 咽喉壁　　　　　　　　　E. 下齿

二、思考题

1. 简述听、说、读、写四大语言中枢在大脑皮质的功能定位。

2. 言语的产生是由哪几个系统共同作用实现的？

3. 言语 – 语言治疗中可应用哪些心理治疗技术？

4. 辅音声母发音部位的特征有哪些？

扫一扫，知答案

扫一扫，看课件

模 块 三

听力障碍

【学习目标】

1. 掌握 听力、听觉的定义；听力障碍的定义、分类及分级诊断；听力障碍与语言发育的关系；新生儿听力普遍筛查技术；儿童助听器验配流程及助听效果评估；听障儿童听觉能力评估和言语能力评定的内容；听障儿童听觉康复训练和言语康复训练的内容。

2. 熟悉 儿童听力检查系列；助听器的结构及类型；人工耳蜗植入术前评估及术后调试的内容；听障儿童听觉言语康复训练的原则。

3. 了解 听力障碍的病因；助听器验配适应证及转诊指标；人工耳蜗的结构、工作原理及人工耳蜗植入的适应证及禁忌证。

案例导入

某患者，女，5岁，自幼听力障碍，3岁时能说几个词，就诊时仍存在交流障碍，未采取助听治疗，否认双耳溢液史，否认家族史。

检查：纯音测听，双耳中重度感音神经性聋（500Hz、1000Hz、2000Hz、4000Hz平均听阈为65dB HL）；双耳鼓室图均为A型；CT显示双耳正常，无前庭导水管扩大。

听觉功能评估：双耳试戴助听器，双耳双音节词言语识别率为20%。

问题：

1. 听觉干预措施是什么？

2. 经过康复训练能否达到同龄人的言语水平？

3. 康复措施是什么？

项目一 听力障碍的分类和病因

听力和听觉是两个不同的概念。听力是指人耳对声音的收集、感知的能力，主要依赖完好的听觉生理器官和完整的听觉传导通路。听觉（或称为听觉能力）是指对听到的声音进行理解、记忆、选择听取后形成听觉概念的综合能力，需要人们协调运动多种感官功能及认知心理能力。

听力是先天具有的，是靠正常的听觉器官外耳、中耳、内耳来完成的，没有听力就不能获得听觉能力。听力越好听到的声音信息越多，语言能力的发育就越快。听力差，语言能力就会受到严重影响，儿童听力障碍如果不能及时发现并予以干预，将严重影响患儿的言语、语言和认知等的发育。随着助听器、人工耳蜗技术的不断进步，特别是人工耳蜗在临床上的广泛应用，解决了听障儿童"听不到"声音的问题，但随即面临的是听觉、言语等的康复问题，制订适合听障儿童的康复训练计划，同时兼顾听觉康复和言语矫治的相互影响，是解决当前听障儿童听力言语障碍的首要问题。

一、听力障碍的定义

整个听觉神经系统中的任何部位发生结构或功能障碍均可导致不同程度的听力损伤，又称听力障碍。轻者为重听，能听到对方提高的声音；重者为聋，听不清或听不到外界的声音。

二、听力障碍的分类及病因

听力障碍的分类方法有很多，按照病变部位可分为传导性聋、感音神经性聋、混合性聋；按听力损伤发生的时间分为先天性耳聋、后天性耳聋；按与言语功能发育之间的关系分为语前聋、语后聋。临床上听力障碍常按照耳聋的性质和发生部位划分为以下三种类型：

(一)传导性聋

由于各种原因引起的外耳、中耳的病变，使得经空气径路传导的声波受到阻碍，引起到达内耳声能的减退，从而导致不同程度的听力障碍称为传导性聋。导致传导性聋的常见病因有：

1. **炎症** 急慢性中耳炎（化脓性、外伤性）、外耳道炎、乳突炎、鼓膜炎等。
2. **外伤** 外伤性鼓膜穿孔、颞骨骨折导致的鼓室积血、听骨链中断等。
3. **异物** 耵聍栓塞、外耳道异物、中耳表皮样瘤等。

4. 肿瘤　外耳道肿瘤、颈静脉球瘤、中耳血管瘤、中耳癌等。

5. 先天性异常　先天性外耳道闭锁、听骨链畸形、蜗窗发育不全等。

(二)感音神经性聋

内耳感音结构（如毛细胞、血管纹、螺旋神经节）和神经传导通路（如听神经及听中枢）由于器质性病变，导致声音信息的感知、传递和分析过程受到阻碍，由此引起的听力障碍称为感音神经性聋。感音神经性聋包括耳蜗性聋、神经性聋、中枢性聋，由于临床上不易通过常规测听方法区分而统称为感音神经性聋。常见的感音神经性聋的类型有：

1. 遗传性聋（hereditary hearing loss）

由于基因或染色体异常等遗传缺陷引起的听觉器官发育缺陷而导致的听力障碍称为遗传性聋。出生时已存在听力障碍者称为先天性遗传性聋，常见的有 Usher 综合征（又称遗传性耳聋 - 色素性视网膜炎综合征）、Crouzon 综合征（又称颅面骨发育不全）等；出生后某个时期（婴幼儿期、儿童期、青少年期）开始出现听力障碍称为获得性先天性遗传性聋，常见的有 Alport 综合征（又称遗传性肾炎）等。

2. 非遗传性聋（nonhereditary hearing loss）

多因母亲在怀孕期或围生期感染病毒，或使用耳毒性药物，或受到物理损伤（如射线、产伤、核黄疸等），或其他全身性因素（如在妊娠期间患有糖尿病、慢性肾炎、高血压、严重贫血、甲状腺功能减退、一氧化碳中毒、酒精中毒、重大精神创伤、严重营养不良等）导致。常见的有先天性耳蜗畸形、大前庭导水管综合征等。

3. 非遗传性获得性感音神经性聋（acquired nonhereditary sensorineural hearing loss）

此类听力障碍在临床上发病率最高，常见的病因有：

（1）感染中毒性因素　常见的致聋性疾病有流行性腮腺炎、耳带状疱疹、流行性感冒、流行性脑脊髓膜炎、猩红热、风疹、麻疹、梅毒、疟疾、艾滋病。近年来随着医疗条件的改善，由传染病引起的耳聋的发病率已经有大幅度下降。

（2）药物性因素　常见的耳毒性药物有氨基糖苷类抗生素（如链霉素、庆大霉素、卡那霉素、新霉素、妥布霉素、林可霉素等），多肽类抗生素（如万古霉素、多黏菌素等），抗肿瘤药（如顺铂、氮芥、卡铂、长春新碱等），利尿剂（如呋塞米、依他尼酸等），水杨酸类（如阿司匹林、保泰松等），还有重金属盐（如铅、汞、砷等）。药物性耳聋取决于用药的种类、剂型、给药方式、用药时间等因素，对于个体有剂量差异性，有些个体可能在治疗剂量或微量使用下也会出现耳聋。因此，上述药物应尽量避免使用，必须使用时，要在用前仔细询问家族史，以排除家族特异性，使用时严格掌握剂量和方法，注意不良反应，一旦出现耳鸣、耳聋、面部蚁行感时，应立即停药，采取相应治疗措施。

（3）创伤、爆震、噪声　由于头颅外伤、耳气压伤、骤然发生的高强度声音刺激，以及长期暴露于噪声环境等均可导致听觉器官的损害，出现暂时或永久性听力下降。一般来说80dB以上的噪声对人耳的高频听力产生损害的危险迅速增加。

（4）退行性变因素　由于年老导致螺旋神经节细胞萎缩或耳蜗基底膜变性所引起。表现为双侧耳对称渐进性听力损失，初期以高频听力损失为主，出现对语言的听辨别障碍，有时伴有高调耳鸣，逐渐发展为所有频率的听力损失。可佩戴助听器进行听力补偿。

（5）突发因素　表现为短时间内突然发生，原因不明的感音神经性聋（如突发性耳聋），听力多在3日内急剧下降，部分患者有一定的自愈倾向。原因不明，可能与劳累、精神紧张、病毒感染、膜迷路积水或蜗窗破裂有关。

（6）自身免疫缺陷性因素　是指耳聋同时伴有风湿热、肾小球肾炎、扁桃体炎等变态反应性疾病，免疫抑制剂治疗有效，实验室检查有助于诊断。

（7）肿瘤和相关疾病　听觉传导路及中枢的肿瘤（如听神经瘤、脑干肿瘤等），全身系统的疾病（如糖尿病、高血压、慢性肾炎、白血病等），还有一些常见的疾病，如梅尼埃病等，也可以导致感音神经性聋。

（三）混合性聋

听觉传音系统和感音系统同时受累导致的耳聋称为混合性聋。常见于长期慢性中耳炎患者并发迷路炎，耳硬化症累及中耳及内耳，爆震性耳聋同时引起鼓膜穿孔和内耳的损害等。

项目二　听障儿童的诊断与干预

一、新生儿听力筛查

新生儿听力筛查，是指运用快速、简便的测试方法，根据设定的标准，从新生儿人群中鉴别出可能存在听觉障碍的新生儿的过程。包括目标人群筛查和全体人群筛查两种。目标人群筛查是指仅对具有高危因素的新生儿进行筛查；全体人群筛查也称新生儿普遍筛查，即对所有出生的新生儿进行筛查。

目前我国提倡施行新生儿听力普遍筛查，包括筛查、确认、干预、跟踪随访和质量评估5个环节。新生儿听力普遍筛查技术主要包括耳声发射和听觉诱发电位，由于耳声发射具有简单、无创、方便、灵敏和易于操作等优点，因此临床上主要利用耳声发射测试技术对新生儿进行听力筛查。听力筛查包括初次筛查（初筛）阶段和第二次筛查（复筛）阶段。初筛是对所有新生儿住院期间（出生后3~7天），对其双耳进行耳声发射测试，未通过初筛的新生儿要在出生后 6 周再次进行耳声发射测试，复筛通过人群进入随访组，复筛未通过的要在出生 3~6 个月内开始做相应的听力学/医学检查，从而对听力障碍做出医学诊断。

二、听力障碍的诊断

儿童的听力学评估，一般以客观听力学检查结果为主，听觉行为测试为辅，根据儿童的实际年龄填写的相应听觉发育表（具体见表 3-1）作为参考，综合各种检查结果，从而对听损伤的类型、程度等做出全面系统的评估诊断。

表 3-1 幼儿听觉发育表

月龄	观察项目
3 个月	大的声音能够惊醒
	会寻找声源位置
	哭闹时，一打招呼就会停止哭声
	哄她/他时会笑
	跟她/他说话时，会发出"啊""呜"的声音
6 个月	寻找声源
	喜欢发声玩具
	能发出笑声
	能分辨父母及熟悉人的声音
	高兴时会发出咯咯的笑声
	冲着人发出声音
9 个月	听到叫他自己的名字时会回头
	被批评时会停下动作或哭
	冲着玩具发出声音
	会发出"ma ma ma""da da da""ba ba ba""ka"等一串音符回应大人
12 个月	能理解"给我""睡觉""过来"等简单词的意思
	对说"拜拜"等词有反应
	会模仿大人说话
	常常说一些无意义的话
	能说 1 个或 2 个有意义的词
	能模仿词的某个部分

(一)听力检查的时间要求

所有未通过出生后住院期间听力筛查的新生儿和婴幼儿都要在 3~6 个月内开始相应的听力学/医学评价，从而确立听力损伤的诊断。

1. 对于出生后住院期间接受常规护理的正常新生儿，没有通过初筛（或复筛），要在 3~6 个月内开始做相应的听力学/医学评价。

2. 对于门诊初诊或复诊的新生儿，同样要求出生后 3~6 个月做听力学/医学评价。

3. 重症护理的高危患儿，原则上不管是初筛还是复筛是否通过，都要在 3~6 个月做听力学/医学评价。

4. 新生儿听损伤的诊断，非迟发性和非进行性的听损伤可以在出生后 6 个月内做出诊断；迟发性和进行性的听损伤，可能在出生后 6 个月尚不能做出较为明确的听力学和医学诊断。

(二)听力系列检查

从出生至 6 个月的婴幼儿，其听力检查系列应从婴幼儿及其家庭病史开始，其中包括电生理学听力阈值测量，如具有频响特性的听性脑干反应（auditory brain stem response, ABR）测试，听力学评估和诊断包括耳声发射、中耳声导抗测试和婴幼儿对声刺激的行为反应，以及父母对其出现交往技能和听觉行为的报告；6~36 个月的婴幼儿和小龄儿童，听力系列检查包括儿童及其家庭病史、行为测试、耳声反射、声导抗测试、言语认知评估、父母对视听觉行为的报告，以及交往中重大事件报告。

(三)测听技术

1. 客观测听技术

(1) 声导抗测试 是临床上最常用的客观测听技术之一。外耳道压力变化产生鼓膜张力变化，对声能的传导能力发生改变，利用这一特性，能够记录鼓膜反射回外耳道的声能大小，反映中耳传音系统和脑干听觉通路功能。测试包括鼓室声导抗、镫骨肌声反射。随外耳道压力由正压向负压连续变化，鼓膜先被压向内，然后逐渐恢复到自然位置，再向外突出。鼓室导抗是将由此产生的声顺动态变化，以压力声顺函数曲线形式记录下来，以反映鼓室内的病变情况，称之为鼓室导抗图（或鼓室功能曲线）。Jerger（1980）将鼓室导抗图分为三型：

①鼓室声导抗 A 型：峰值出现在 0da Pa（正常范围 -100da Pa ~ +100da Pa），峰值的幅度在 0.3~1.6mL，多见于正常耳或感音神经性聋。

②鼓室声导抗 B 型：鼓室图形态正常，峰值的幅度小于 0.3mL，多见于鼓室积液、耵聍栓塞。

③鼓室声导抗 C 型：鼓室图形态正常，峰值超过 -100da Pa，峰值的幅度一般在正常范围，多见于咽鼓管功能异常、分泌性中耳炎等。

声反射是一种保护性反射，是指声刺激在内耳转为听神经冲动后，经蜗神经传至脑干耳蜗腹侧核，经同侧或交叉后经对侧上橄榄核传向两侧面神经核，再经面神经引起所支配的镫骨肌收缩，鼓膜顺应性发生变化，由声导抗仪记录，称为镫骨肌声反射。在声反射测试中，刺激耳是指刺激声所在耳，指示耳是指中耳声阻抗发生变化的一侧耳，以指示耳命名声反射。

（2）耳声发射检测　声波引起耳蜗基底膜振动时，具有响应频率特性的外毛细胞产生主动收缩运动反应，并由内耳向中耳、外耳道逆行传播振动波，其意义可能是增加基底膜对声刺激频率特征的机械反应，使相应部位最大限度地振动，形成有频率特性的行波运动。这种产生于耳蜗、经听骨链和鼓膜传导释放到外耳道的音频能量称为耳声发射，可反映耳蜗外毛细胞的功能状态。

依据是否存在外界刺激声信号诱发，以及由何种声刺激诱发，将耳声发射分为两大类：一类是自发性耳声发射（SOAE），指耳蜗不需任何外来刺激，持续向外发射机械能量，形式极似纯音，其频谱表现为单频或多频的窄带谱峰；另一类是诱发性耳声发射（EOAE），即通过外界不同的刺激声模式引起各种不同的耳蜗反应。诱发性耳声发射，临床常用的是瞬态诱发性耳声发射（TEOAE）和畸变产物耳声发射（DPOAE）。瞬态诱发性耳声发射以单个短声或短音等短时程声信号为刺激声，刺激后经过一定潜伏期，以一定形式释放出的音频能量，因此也被称为延迟性耳声发射，并且它能重复刺激声内容，类似回声，也称"Kemp回声"。畸变产物耳声发射是用两个不同频率但相互间有一定频比关系的长时程纯音为刺激源，由于基底膜的非线性调制作用而产生的一系列畸变信号，经听骨链、鼓膜传入外耳道并被记录到的音频能量。

耳声发射图是由不同频率的声反射阈连线组成。声反射阈大于背景噪声基线10dB为正常，小于背景基线为无反应。耳声发射具有客观、简便、省时、无创、灵敏等优点，是婴幼儿听力筛选的首选，未通过耳声发射筛选的要进行听性脑干反应等检测。耳声发射检测正常而听性脑干反应异常的耳聋提示听神经通路疾病，如听神经病、听神经瘤早期。

（3）听觉诱发电位测试　是用于检测声波经耳蜗毛细胞换能、听神经和听觉通路到听觉皮层传递过程中产生的各种生物电位（听觉诱发电位，auditory evoked potentials，AEP）的客观测听技术。临床上常用的是听性脑干反应（ABR）、40Hz听觉相关电位（40Hz auditory event related potential，40Hz AERP）、多频稳态诱发电位（audio steady – state response，ASSR）。

ABR是利用声刺激诱发潜伏期在10毫秒以内的脑干电反应，检测听觉系统与脑干功能的客观检查，使用的是20~30次/秒短声刺激。由于短声的声学特性，该反应主要用于评价高频的听功能状态，是一种有效的筛查手段，可用于早期发现小儿的听损伤或听觉传导通路的器质性病变。

40Hz听觉相关电位是以40次/秒刺激率的短声或短音，诱发类似40Hz的正弦波电反应，每25毫秒出现1次，属于中潜伏期反应的一种衍生的诱发电位测试法。

ASSR是采用经过调制的多频调幅音诱发的大脑稳态电反应，可以分频率测试200～8000Hz的听觉反应，具有频率特异性、最大声输出强度高、不受睡眠和镇静药物影响、实施快速简便等特点。

2. 主观测听技术

小儿行为听力测试是重要的主观听力测试技术之一，检查者通过小儿的行为表现出对声音产生的反应，如将头转向声源或做出某种动作，以判断其听敏感度（听阈）。根据受试者不同的年龄阶段，小儿行为听力测试方法可分为行为观察测听法（behavioral observation audiometry，BOA）、视觉强化测听法（visual reinforcement audiometry，VRA）以及游戏测听法（play audiometry，PA）。

（1）行为观察测听法（BOA）　是当婴儿处在浅睡和安静状态下，给一个刺激声，在时间锁相下观察小儿是否出现可察觉的听觉行为改变，以此初步评估小儿的听力状况。临床常用于评估6个月以内的婴幼儿的听力状况。

测试方法：取小儿已进食、进水，精神状态较好的时机进行测试。询问病史，同时观察小儿对声音的反应和生长发育情况。3个月以内的婴儿，浅睡眠状态是最佳测试时间，最易观察到小儿听到声音后的变化，置小儿于舒适的卧位或扶坐于母亲腿上。观察者在小儿的前面，用简单的玩具吸引小儿的注意力，让小儿目视前方并处于相对安静状态，并给测试者提示给声时机。测试者选用不同的发声物给出刺激声，用声级计监控给声的强度，如用便携式听力评估仪给出刺激声，则按照仪器要求的距离、位置给声，并观察小儿听到声音后的反应，如实做好记录。婴幼儿正常听性反应包括：头转向声源方向，眼球转向声源方向，睁大眼睛，眉毛活动，停止活动或发出声音，四肢运动，眨眼，听眼睑反射，惊跳反射。

（2）视觉强化测听法（VRA）　是通过让小儿建立声与光的定向化条件，即当给予测试声音时，及时以声光玩具作为奖励，从而获得小儿的听觉对刺激声反应的信息。临床常用于6个月～2.5岁的小儿的听力测试。

测试方法：具体为主试者给出刺激声，刺激声一般为啭音，强度为阈上15～20dB SPL，在给出测试音的同时给出灯光奖励玩具，主试者吸引儿童转头看奖励玩具，反复训练2～3次后，测试者先给测试音，主试者同时观察儿童是否有听觉反应，如果有听觉反应，及时给出灯光奖励玩具，表明条件化反射建立成功。如果儿童无听觉反应，增加测试音强度（10dB），继续建立条件化反射，直到条件化反射完全建立。

在成功建立条件化反射的基础上开始正式测试，测试者以能够引起条件化反射的测试音强度开始，依据"减十加五"的原则，依次测出 1kHz、2kHz、3kHz、4kHz、0.5kHz、0.25kHz 等各频率的阈值。正式测试与建立条件化反射中声光的给出时机有所不同，测试者先给测试音，主试者同时观察小儿有无转头看奖励玩具，当发现小儿有看奖励玩具的反应时迅速告知测试者给出奖励玩具，并积极对患儿给予肯定和鼓励。由于婴幼儿能够集中精力配合测试的时间有限，一般为进入测听室内 10~20 分钟，因此尽可能在短时间内确定各主频的阈值。

（3）游戏测听法（PA） 是通过儿童参与一个与其年龄适宜的简单有趣的游戏，教会孩子对给出的声音做出明确可靠的反应，并完成听力测试的一种方法。常用于 2.5~5 岁的儿童。

测试方法：测试人员首先要给受试儿做一示范，例如：听到声音将玻璃球放入小篮筐，教几遍以后待孩子确实明白后再开始测试。给声的初始强度可根据已知的听力结果或通过行为观察的结果确定，一般为阈上 15~20dB SPL。测试者依据"减十加五"的原则，依次测出 1kHz、2kHz、3kHz、4kHz、0.5kHz、0.25kHz 共六个频率的听力阈值。在结果分析中，测试者要注意鉴别假阳性，即儿童并没有听到声音但做出了游戏反应。因儿童注意力集中持续性较差，故测试时间应以 10 分钟为宜，在测试过程中要及时给予鼓励。

(四)听力障碍的分级

根据 2011 年我国发布实施的《残疾人残疾分类和分级》国家标准（GB/T 26341—2010），3 岁以上人群的听力残疾分为四级，具体如表 3-2 所示。

表 3-2 听力残疾分级

级别	听觉系统的结构和功能	较好耳平均听力损失	理解和交流等活动
一级	极重度障碍	>90dB HL	不能依靠听觉进行言语交流，理解和交流等活动极重度受限
二级	重度障碍	81~90dB HL	理解和交流等活动重度受限
三级	中重度障碍	61~80dB HL	理解和交流等活动中度受限
四级	中度障碍	41~60dB HL	理解和交流等活动轻度受限

注：此标准以 0.5kHz、1kHz、2kHz、4kHz 为听力测试频率，数值为听力损失分贝数的平均值。

对 3 岁以内儿童进行听力残疾评定，采用 1kHz、2kHz、4kHz 三个频率听力损失分贝数的平均值。依据幼儿听觉行为发育的特点，对 6~18 个月的儿童只评一级、二级听力残疾；对 19~36 个月的儿童只评一级、二级、三级听力残疾，具体如表 3-3 所示。

表 3 - 3　低龄儿童听力残疾评定参考标准

年龄（月）	级别	测试音（啭音）（kHz）	平均听力损失（dB HL）（相对好耳听力）
6 ~ 18	一级	1、2、4	>90
	二级	1、2、4	81 ~ 90
19 ~ 36	一级	1、2、4	>90
	二级	1、2、4	81 ~ 90
	三级	1、2、4	61 ~ 80

三、听力障碍的干预

对于确诊的儿童听力障碍，首选药物、手术治疗，对于确诊为不可治愈的听力障碍，应尽早进行干预，目前对儿童听力障碍的干预方法主要为助听器的选配和人工耳蜗植入两种。

（一）助听器

助听器的选配是耳科医师与具备助听器验配资质的听力师协作，共同为听障患者进行听觉康复服务的临床实践过程。

1. 助听器的结构及类型

助听器（hearing aid）是提高声音强度的装置，是声音的放大器，其结构包括：①基本部件：话筒、放大器、接收器、电源、音量开关；②附件：附加电路（音调控制、感应线圈、输出限制装置）和耳模。

助听器的分类方式有多种：

①根据助听器的使用范围，可分为集体助听器和个体助听器两大类。集体助听器主要用于集体教学、电化教学、大型会议等方面，多设置于聋儿康复机构、学校、会议中心等场所，一般有无线调频或红外线集体助听器、闭路电磁感应集体助听器等类型。个体助听器为个体使用，因在外观、输出功率、信号处理等方面不断发展，现已成为听障儿童听力言语康复的主要工具。

②根据信号输出方式不同，可分为气导助听器和骨导助听器。气导助听器将经过放大的电能转化为声能，传动至外耳道。骨导助听器将经过放大的电能转换为机械振动，传动至头部，引起整个颅骨的振动。骨导助听器适用于先天外耳发育不全（外耳道闭锁、耳郭畸形等）、中耳炎后遗症、耳硬化症、外伤引起的外耳道狭窄，以及其他不适合使用气导助听器的听障者，或用于手术前后补偿听力。

③根据外观及佩戴位置不同，气导助听器可分为盒式、耳背式和耳内式。盒式助听器，又称体佩式助听器，因佩戴位置显眼，摩擦音大，效果差等原因，现已很少用。耳背

式助听器，机身在耳郭背后，通过传声管与安放在耳甲腔的耳模相连，因其隐蔽性差，近年来应用明显减少。耳内式助听器，按外耳道及耳甲腔的几何形状制作成一个空心外壳，将有关部件放在外壳里，听障者佩戴于耳内，还可根据大小分为耳甲式、耳道式、深耳道式。因其外形隐蔽，充分利用外耳生理集音功能，目前已得到大多数听障者的认可。

④依据芯片中信号处理技术的不同，分为电脑编程模拟助听器和全数字式助听器。模拟助听器将声音信号通过话筒转换成连续改变的电信号，经滤波、放大最后传送到助听器的耳机，音量和增益控制多数为模拟设置，但处理速度慢，应对复杂环境的能力差，目前已经随着信息科技的快速发展逐渐被淘汰。全数字式助听器越来越普及，它是把声信号转变成数字代码，经过一定程序处理后，经放大器放大，最后由耳机转换成声信号，具有处理速度快、最低失真压缩功能、消除声反馈、提高信噪比等优点。

⑤根据输出功率不同，分为小功率助听器、中小功率助听器、中功率助听器、大功率助听器、特大功率助听器5类，具体如表3-4所示。

表3-4 助听器不同的输出功率

类型	饱和声压级（dB SPL）
小功率助听器	<105
中小功率助听器	105~114
中功率助听器	115~124
大功率助听器	125~134
特大功率助听器	135以上

2. 助听器验配的适应证

从理论上说，不论单侧还是双侧听力减退，无论是传导性聋还是感音神经性聋，只要听力障碍影响日常生活，影响语言发育，并且不能经药物或手术方法加以矫正时，都是选配助听器的适应证。学龄前儿童处于言语发育的关键期，一经确诊应尽早验配助听器，进行听觉言语训练。

（1）听力损失在81dB HL以上的重度听力障碍者，在验配助听器效果甚微或无效时，可考虑人工耳蜗植入，如不具备条件，可选配特大功率的助听器，以保证能够接受声音刺激，提高听觉敏感性。

（2）双耳听力障碍者，原则上需双耳验配助听器，如不具备条件也可单耳验配，但应向患者指出单、双耳验配的优缺点。

（3）单耳验配助听器者，一般双耳听力损失均<61dB HL，选择听力较差的一侧验配；双耳听力损失均>61dB HL，选择听力较好的一侧验配；双耳听力损失相差不大，选择听力曲线较平坦的一侧；日常惯用耳优先也是单耳验配时应考虑的因素。

听神经障碍儿童不是助听器选配的最佳适应证，但目前没有其他更好的康复手段，通过向家长解释病情，在家长理解并抱有合理期望值的情况下，可以选配助听器。

3. 助听器的转诊指标

当遇到以下情况时，应立即介绍听障儿童到临床相关科室就诊，然后再决定是否进行助听器验配：①短期内发生的进行性听力下降，尤其是半年以内；②波动性听力下降；③不明原因的单侧或双侧明显不对称的听力损失；④传导性听力损失；⑤伴有耳痛、眩晕、头痛者；⑥外耳道有耵聍栓塞、异物、外耳畸形；⑦疑有脑瘫、智力低下、多动症、交往障碍、发育迟缓等疾患的小龄听障儿童。

4. 助听器的验配流程

验配前首先由儿科医生对患者进行医学评估，排除助听器验配禁忌证。验配的基本步骤如下：

（1）综合听力学评估　主要内容为询问病史、耳科常规检查、听力测试、耳聋诊断与鉴别诊断。

（2）助听器验配　按照患者对助听器的需求程度，参考其对价格、外观及其操作的要求等。结合听力测试结果，经助听器分析仪测试和验配公式计算确定助听器所需的增益、输出和频响等主要指标，最重要的是考虑最大声输出，需注意：轻度听觉障碍者选择最大声输出 < 105 dB SPL 的助听器，中度听觉障碍者选择最大声输出为 115～124dB SPL 的助听器，重度听觉障碍者选择最大声输出为 135dB SPL 的助听器。选择合适的助听器并配置耳模，耳模材料要选择对人无害的，不产热不变形。儿童听觉障碍者 1 岁以内，3～6 个月更换一次；1～2 岁期间，6～9 个月更换一次；2～3 岁期间，9～12 个月更换一次；3 岁以上，每年更换一次。初步确定助听器的功能旋钮的位置，同时进行助听器的适应性训练，训练时一般遵循三个原则：每天佩戴的时间由短到长，助听器的音量由小增大，聆听的声音由简单到复杂。适应性训练周期为 1～2 个月，如果听觉障碍者能够听辨测试音并做出正确的反应，就可以过渡到下一个阶段。

（3）定期随访评估　在助听器的使用过程中，儿童的听力状况会发生变化，因此应定期进行评估、调试，一般在佩戴助听器的第 1 年内每 3 个月复查一次，以后每半年复查一次。

5. 助听效果评估

验配助听器后，对无言语能力的聋儿采用啭音、窄带噪音及滤波复合音作为测试音，进行功能增益测试，尽可能使聋儿达到较为理想的音频补偿。对有一定言语能力的聋儿，可通过语音识别或言语识别进行听觉功能评估。目前这两种方法均用于助听器验配临床效果量化评估，此外助听效果的满意度调查问卷也是临床评价的重要参考依据。

如果声场是以听力级（HL）水平建立的，测得的助听阈值结果与正常人言语香蕉图比较，助听听阈值在言语香蕉图内为最佳。为了便于与裸耳听力进行比较，建议声场按听力级校准，根据各频率进入香蕉图的情况或通过言语最大识别得分，判断助听效果为最适、适合、较适、看话四个等级。具体分析为：0.25kHz、0.5kHz、1kHz、2kHz、3kHz、4kHz的助听听阈结果都在香蕉图内，言语最大识别率>90%，助听器效果为最适；0.25kHz、0.5kHz、1kHz、2kHz、3kHz的助听听阈结果都在香蕉图内，言语最大识别率>80%，助听器效果为适合；0.25kHz、0.5kHz、1kHz、2kHz的助听听阈结果都在香蕉图内，言语最大识别率>70%，助听器效果为较适；0.25kHz、0.5kHz、1kHz的助听听阈结果都在香蕉图内，言语最大识别率>44%，需借助看话来理解语言。

（二）人工耳蜗植入

人工耳蜗植入（cochlear implant）是通过特殊的声-电能转换电子装置帮助极重度及全聋患者获得或恢复部分听觉。人工耳蜗植入全过程包括术前评估、植入手术以及术后训练与语言康复，需患者、手术医师、听力言语学家和患者家属的长期通力合作。

1. 人工耳蜗的结构和工作原理

人工耳蜗是一种替代人耳内耳毛细胞感受声音的生物电子装置，主要由耳蜗内植入部分及体外部分组成。植入部分由电极组和接收-刺激器组成。体外部分由言语处理器、麦克风、传输线圈及连接导线组成。

麦克风接收声信号，将声信号转换成电信号，传送到言语处理器；言语处理器将电信号进行分析、编码，通过传送线圈输入到体内接收-刺激器；接收-刺激器对传进来的编码信号进行解码，转换成相应的电刺激传入埋植于耳蜗内的电极；电极受到电刺激产生电流，作用于耳蜗残存的螺旋神经节细胞的周边末梢或细胞体，产生神经动作电位，经听神经传入脑干的耳蜗核，并经中枢听觉通路传入听觉皮层，产生听觉。

2. 人工耳蜗植入的适应证

人工耳蜗植入的主要适应证为双耳重度或极重度听力障碍，不能受益于特大功率助听器，并且病变位于耳蜗的听力障碍患者。2003年，中华医学会耳鼻咽喉科学分会制定了《人工耳蜗植入工作指南（2003年，长沙）》，对人工耳蜗植入的适应证和禁忌证做了明确叙述。

（1）语前聋患者的选择标准

双耳重度或极重度感音神经性聋；最佳年龄为12个月至5岁，大于6岁的儿童或青少年需要有一定的听力语言基础；佩戴合适的助听器后听觉能力无明显改善；无手术禁忌证；家庭和（或）植入者本人对人工耳蜗有正确认识和适当的期望值；有听力语言康复教育的条件。

（2）语后聋患者的选择标准

双耳重度或极重度感音神经性聋；各年龄段的语后聋患者；佩戴合适的助听器后语言识别能力无明显改善；无手术禁忌证；有良好的心理素质和主观能动性，对人工耳蜗有正确认识和适当的期望值；有家庭的支持。

3. 人工耳蜗植入的禁忌证

绝对禁忌证：内耳严重畸形，如 Micheal 畸形、耳蜗缺如等；听神经缺如；严重智力障碍；严重的精神疾病；中耳乳突有急慢性炎症尚未控制。

相对禁忌证：全身一般状况差；不能控制的癫痫。

4. 人工耳蜗术前评估

根据人工耳蜗植入选择标准，植入前的评估内容主要包括：

（1）病史采集和耳科检查　通过询问病史及耳科检查，了解耳聋的原因，并对患者的健康状况进行评估。

（2）听力学检查　①听觉行为测试：多用于 6 岁以下听障儿童，小儿听觉行为测试包括行为观察测听、视觉强化测听和游戏测听；②声导抗测试；③听性脑干反应（ABR）、多频稳态诱发电位；④耳声发射；⑤言语测听：包括言语测试词表和小儿言语测试词表；⑥助听效果评估；⑦前庭功能检查（有眩晕病史者）。

（3）听力学评估标准　①语后聋患者：双耳纯音气导听阈测定 >80dB HL（0.5kHz、1kHz、2kHz、4kHz 的平均值，WHO 标准）；②语前聋患者：对于婴幼儿需要进行多项客观测听检查和听觉行为测听后进行综合评估，包括：ABR 声输出时无听觉反应（120dB SPL），40Hz 相关电位 2kHz 以上频率最大声输出无反应，1kHz 以下频率 >100dB，AS-SR2kHz 以上频率 105dB HL 无反应，DPOAE 双耳各频率均无反应，声场测听 2kHz 以上频率助听听阈未进入听觉语言区（香蕉图），言语识别率（双词）低于 70%，确认患儿不能从助听中得到有效帮助；③对于没有任何残余听力的患者，如鼓岬电刺激有明确听性反应者仍可考虑行耳蜗植入手术。若鼓岬电刺激没有听性反应者应向患者或家长说明情况，并由他们承担手术风险。

（4）语言能力评估　了解患者的言语能力（如发声特点、构音清晰度）、语言理解能力及交流能力（如口语、唇读、手语、书面语等）。耳科检查包括耳郭、外耳道、鼓膜和咽鼓管的检查等。

（5）心理及康复评估　了解听觉障碍者对人工耳蜗植入的效果预期和康复能力。

5. 人工耳蜗植入手术

人工耳蜗植入手术包括切口、乳突切开、创建植入体骨床、后鼓室切开、耳蜗开窗、电极植入、植入体固定、关闭切口。

6. 人工耳蜗调试评估流程

人工耳蜗术后开机要请听力学专业人员为人工耳蜗术后听障儿童安装体外设备，并对人工耳蜗系统进行调试。调机是通过电脑及专门的设备由听力师调节每一个装置中的参数，为听障儿童提供最舒适、最有效的刺激，帮助听障儿童舒适地听到各种声音的过程。不同人工耳蜗装置的调机硬件、软件、调机方法、调机过程不同，因此听力师把所有人工耳蜗装置中的参数储存在一起形成一个程序。

（1）调试准备　专业人员在开机之前应了解听障儿童的手术情况和影像学检查结果，检查体外设置，连接言语处理器，佩戴人工耳蜗，并打开调试软件，然后进行阻抗测试，判断电极是否正常工作，是否发生电极短路、电极断路、非听性反应等现象。如果各电极均正常工作，则可进入调试阶段。

（2）调试　调试内容主要包括以下几个方面：

①电极阻抗测试：主要用于测试植入耳蜗内的电极功能是否正常。阻抗值异常及引起非听性反应的电极均应关闭。

②T值测试：T值为听障儿童每次均可听到的最小的电流刺激强度。确定阈值最行之有效的方法是行为测试。大多数听障儿童术前缺乏听觉经验，在术后开机调试的初期反应较差，并且测试结果不稳定，重复性较差，因此，应根据听障儿童不同的年龄及康复情况，由拥有丰富经验的听力学专业人员选用不同的行为测试方法进行测试。

③C值测试（舒适阈测试）：舒适阈为听障儿童不产生不适响度感觉的最大的电流刺激强度。根据不同年龄选择相应的方法，如语言表达、指图或行为观察等。

④电极间响度平衡测试：进行电极间响度平衡测试是为了尽量减少声音信号经人工耳蜗系统处理产生的失真。研究显示，当输入信号在每一电极舒适阈处所产生的响度相同时，听障者的言语辨别能力最佳，测试时选用相邻的2~3个电极进行测试，让听障儿童指出哪一个电极听起来比其他电极响或轻，并由调试人员根据儿童的反应进行调整。

（3）临床效果评估　开机后，在声场环境中通过测试小儿不同频率的听阈值，判断人工耳蜗植入后不同频响的听觉效果。人工耳蜗经调试后，听障儿童250~6000Hz平均听阈值应在20~40dB HL。

（4）人工耳蜗体外设备的使用与保养　正确使用和保养人工耳蜗体外设备，以保证人工耳蜗处于正常工作状态，确保助听效果，延长其使用寿命。

（5）随访　开机时间一般为术后1个月左右。建议开机后的1个月内，每周调试一次，1个月后可改为每两周或每月调试一次。随后为每3个月调试一次。最后每半年至1年到专业机构随诊一次。如果儿童出现对大声感到不舒服或拒绝佩戴言语处理器、言语感知能力下降（对自己的名字无反应）等现象，则需要重新进行编程调试。指导人工耳蜗植入后的儿童应尽可能地采用听觉口语法进行听觉言语训练，建立听觉中枢优势。

知 识 链 接

目前除了人工耳蜗，还有其他类型的听觉植入装置，如骨锚式助听器、振动声桥、听觉脑干植入等。

骨锚式助听器（bone - anchored hearing aids，BAHA），是一种基于声音骨传导路径的植入式助听器，是骨导式助听器的一种特殊类型。由三部分组成：一个钛质的植入螺钉，一个外部连接桥基和一个可拆分的声音处理器。钛质螺钉须通过手术植入颅骨内，声音处理器则通过卡口式连接固定于桥基上，易于安装和拆卸。BAHA 的工作原理是通过声音处理器接收环境声刺激，经电磁转换后通过植入颅骨内的钛质螺钉引起高效振动，最终刺激内耳和听神经产生听力。BAHA 的体积小，音质好，耗电量小，声音传送效率高，且佩戴安全，可减少外耳道感染的发生率，避免佩戴区域疼痛、不适等。

振动声桥（vibrant sound bridge，VSB），是一种新型的部分植入式中耳助听器，其通过放大听骨链的机械振动来直接驱动中耳的植入体，进而向耳蜗传输放大了的信号，相对于传统助听器的声音信号，利用机械能量能为内耳传递更为准确和更高质量的信号。VSB 适用于中度或重度感音神经性听力障碍、传导性听力障碍和混合性听力障碍的成年人及儿童。

听觉脑干植入（auditory brainstem implant，ABI），对于听神经缺失或严重损伤的听障者，人工耳蜗植入是无效的，为了能对这一部分听障者提供有效的听力重建的方法，科学家们尝试开展脑干和大脑皮层的听觉植入。ABI 的工作原理与人工耳蜗类似，都是由电极序列构成，不同的是人工耳蜗通过刺激耳蜗内的听神经纤维而获得听觉，而 ABI 是将电极植入到第四脑室外侧隐窝内，越过耳蜗和听神经直接刺激脑干耳蜗核复合体的听神经元产生听觉。目前，将 ABI 用于耳蜗和耳蜗神经畸形、耳蜗神经缺失、耳蜗骨化，以及耳蜗植入手术失败的听障者，已获得较好的效果。

项目三　听障儿童的听觉言语康复评定

一、听觉能力的评定

听觉能力是指人们通过后天学习获得的感知声音的能力。听觉能力评定是对患者的听觉察知能力、听觉分辨能力、听觉识别能力、听觉理解能力进行评估。其目的在于考察患者利用残余听力的水平或听力重建的效果，从而为制订合理的听觉能力训练方案提供参考。

听觉能力评定是以听觉能力发展的四个阶段为主体框架来实施的，由易到难分别为察知、分辨、识别、理解。

（一）听觉察知能力

听觉察知能力评定的目的在于考察听障儿童有意识的判断声音有和没有的能力。听觉察知能力的评估主要是对无意注意和有意注意两个阶段的考察。

1. 无意注意　无意注意是指事先没有目的，也不需要任何意志努力的注意。是聆听意识形成的前期阶段，其目标是让患者无意识地形成对声音的关注。

评估方法：在安静环境中，由治疗师在患者不经意的状态下给声，并观察患者的反应。

2. 有意注意　有意注意是指有预定目的，需要一定意志努力的注意，目标是让患者有意识地形成对声音的关注。

评估方法：在患者理解听到声音举手或放积木的情况下治疗师给声。指导语："小朋友，如果听到声音，请把你放在耳边的积木放下。"材料主要有两类：一是滤波复合音，声音包括钟声、蛙鸣和鸟叫等；二是林氏六音，包括/m/、/u/、/ɑ/、/i/、/sh/、/s/。

（二）听觉分辨能力

听觉分辨能力评定的目的在于考察听障儿童分辨声音相同与不同的能力。该阶段是真正认识声音的开始，包括无意义音节的分辨和有意义音节的分辨两部分，每一部分评估内容均包括时长、强度、语速和频率四个方面。

在声音的时长特性中，长短的分辨可以帮助确定声音的开始与结束，断续的分辨可以为感知连续语音中不同的词和词组服务，是合理断句的基础。强度分辨是大小的分辨，为奠定语调的初步感知服务，也可以为韵母和声母的分辨服务。频率是语音分辨的重要组成部分。这三个特性中时长是最容易分辨的线索，其次是强度分辨，最难的是频率的分辨，尤其是对高频音的分辨。语速是时长、强度、频率的结合，对语调的感知也具有重要意义。首先分辨差异较大的无意义音节，然后再分辨差异较小的有意义音节。

评估方法：在安静环境中，让患者指出两个声音相同还是不同。指导语："小朋友，如果老师说的是一样的，就指这个（两个相同的圆形图片）；如果老师说的是不一样的，就指这个（一个正方形图片和一个圆形图片）。"

结果记录：得分（%）=（3x－n）/3x（x为测试题数，n为错误次数）。

结果分析：总分<80%，需要立即干预；错误项目分析错一次，需要进行巩固；错两次，需要对听障儿童进行强化训练；如果全错，则需要对听障儿童进行感知训练及多感官

结合训练。

(三)听觉识别能力

听觉识别能力评定的目的在于考察患者把握音段、音位多种特性从而将声音识别出来的能力。听觉识别能力评估主要包括语音均衡式识别和最小音位对比式识别两部分。

1. 语音均衡式识别 语音均衡是指某语音出现在评估训练内容中的概率与日常生活中出现的概率相一致。语音均衡评估使用孙喜斌教授研发的《儿童语音均衡式识别能力评估》词表，包括韵母识别和声母识别两部分。由于韵母比声母更容易识别，因此评估时先评估韵母识别，再评估声母识别。

评估方法：在安静环境中，先出示一组（3张）测试图片，出示图片的同时发音，提示患者注意听，然后发出目标音，让患者选择。指导语："小朋友，找一找老师说的是哪个词？"语音均衡式识别测试材料包括韵母25组，声母25组。

结果记录：按词表给词，正确的记为"1"，错误的记为"0"，得分（%）= 正确数/测试题数。

2. 最小音位对比式识别 最小音位对比式识别是根据汉语语音中仅有一个维度差异的原则编制的音位对比识别材料，评估时使用《儿童音位对比式识别能力评估》词表，包括韵母识别和声母识别两部分。

评估方法：在安静环境中，出示一对测试图片，出示图片的同时发音，提示患者注意听，然后发出目标音，让患者选择。指导语："小朋友，先跟我一起说图片的名字，然后我说哪一个你就指哪一个，好吗？"最小音位对比式识别测试材料中，韵母识别根据构音特征和声学特征（具体如表2-6所示）两个维度进行分组评估，可分为4组进行（共92对），即相同结构、不同开口；不同结构、相同开口；相同结构、相同开口；前鼻韵母、后鼻韵母。如：评估相同结构、不同开口的韵母/a/与/i/的识别，可以让患者识别两个有意义的单音节词"拔（ba）""鼻（bi）"选择尽量接近患者生活的词。声母识别，可按照发音部位和发音方式（具体如表2-4所示）两个维度对声母分类，可分为6组进行（共87对），即擦音与无擦音；浊辅音与清辅音；送气音与不送气音；相同部位、不同方式的声母识别；相同方式、不同部位的声母识别；卷舌音与非卷舌音。

结果记录：得分（%）= $(3x - n)/3x$（x 为测试题数，n 为错误次数）。计算结果可与儿童音位对比式识别能力测试参考标准相比较，判断该患者是否需要进行听觉干预。

(四)听觉理解能力

听觉理解能力评定的目的是考察患者将音和义结合的能力，以明确患者是否真正懂得声音的意义。主要包括单条件词语、双条件词语和三条件词语三方面内容。单条件词语主要为儿童常见的双音节词语，大部分为名词，如水果类、动物类、常见物品类、人物称谓类，还有个别形容词和动词，将单条件词语分为一类至五类，难度逐渐递增。双条件词语为动宾词语、并列词语、主谓词语、偏正词语、介宾词语五类词语。三条件词语为复合结构的五类词语，与双条件词语相对应。

评估方法：在安静环境中，出示一组（4 张）测试图片，让患者选择目标词。指导语："仔细听，我说哪张图片的名字，你就指哪张图片。"

测试材料：测试词表共 120 道题，包括单条件词语的一类至五类，每一类各 8 道，共40 道；双条件词语的一类至五类，每一类各 8 道，共 40 道；三条件词语的一类至五类，每一类各 8 道，共 40 道。

结果记录：按词表给词，正确的记为"1"，错误的记为"0"，得分（%）＝正确数/测试题数。

二、言语功能的评定

（一）呼吸

在言语过程中需要瞬间吸入大量的气体并维持平稳的呼气，这种呼吸调节过程要求呼气与吸气运动之间相互协同和拮抗，即为呼吸支持。

1. 临床观察与听觉感知评定　听障儿童言语呼吸症状为说话气短、吃力、喘息、异常停顿、病理性硬起音、气息音等。

2. 客观声学检测　衡量呼吸功能的客观指标主要包括最长声时、最大数数能力等，这些指标能较好地反映言语呼吸障碍的性质与严重程度。

最长声时（maximum phonation time，MPT）指人在深吸气后，持续发单韵母/a/的最长时间。其反映了人在深吸气后的最大发声能力，是衡量言语呼吸能力的最佳指标之一，最长声时受性别、年龄、健康状况、身高、体重、肺活量以及呼吸方式的影响。测量时要求发声时间尽可能长，气息均匀，响度均匀，音调在正确的频率范围之内。

最大数数能力（maximum counting ability，MCA）指人在深吸气后，一口气连续说 1 或 5 的最长时间。该参数反映人的呼气和吸气的协调性、言语呼吸控制的能力，以及呼气量与说话时间的一致性。测量时要求数数速度均匀，强度和基频变化连贯，数数时间尽可能长。

（二）发声

发声是指嗓音的产生过程，嗓音可以从响度、音调和音质三个方面进行描述。嗓音的三个方面的评估都能通过主观与客观方法进行评估。

1. 临床观察与听觉感知评定

通过病史询问及临床观察，了解听障儿童的发声功能状态。目前常用的主观评估嗓音质量的方法是 GRBAS 评定法：G 为对异常嗓音整体的主观感知度；R 为声音的粗糙程度；

B 为气息声程度；A 为声音弱或者无力的程度；S 为声音过度紧张程度。这五个度中的每一个参数又分为 0~3 四个等级：0 为正常；1 为轻度异常；2 为中度异常；3 为严重异常。响度的主观评估还可以通过响度等级表（具体如表 3-5 所示）、响度自我评价表（具体如表 3-6 所示），帮助言语治疗师了解患者在日常生活中交谈时的响度情况。音调的主观评估可以通过录制一段患者与他人（选择与患者年龄、性别相同的无嗓音障碍的正常人）的对话，对比录音中患者与他人的音调，判断患者音调是否存在问题。

表 3-5　响度等级表

等级	类别	描述
1	耳语声	用耳语声与周围人交流时，声带是不震动的
2	轻声	这类言语不会吵醒周围休息的人
3	交谈声	这种响度水平适合与他人正常交流
4	大声	适合在大众面前演讲使用（没有麦克风），或者想引起他人注意的时候使用
5	喊叫声	当生气时，或是运动场上的啦啦队成员

表 3-6　响度自我评价表

序号	描述	答案
1	声音响度在任何场合都是适合的	
2	他人很少要求我再重复说一遍	
3	他人很少要求我说话轻一点	
4	他人很少要求我说话响一点	
5	说话时声音的响度有所变化	
6	总体对言语的响度表示满意	

2. 客观声学测量

衡量响度的客观评估的参数包括平均强度、强度标准差、最大强度和最小强度。衡量音调的声学参数包括平均基频、基频标准差、最大基频、最小基频以及基频范围。衡量音质的声学参数是基频微扰、振幅微扰、标准化声门噪声能量以及声门接触率等。

（三）共鸣

喉部产生的复合波向上经过声道时，某些频率分别与咽腔、口腔的固有频率一致，从而产生共振（共鸣），使这些频率的声波幅度增强，称为共振峰。共鸣现象分为口咽腔共鸣与鼻腔共鸣。一般采用共鸣聚焦来描述声道共鸣状态。共鸣腔障碍分为口腔共鸣障碍和鼻腔共鸣障碍两种类型。口腔共鸣障碍包括前位聚焦、后位聚焦和喉位聚焦。鼻腔共鸣障碍主要有两类，分别是鼻音功能亢进和鼻音功能低下。

正确的言语聚焦位于垂直线 Y 与水平线 Z 的交点 X 处（舌面中央）。舌在口腔中的前后位置影响水平聚焦，高低位置影响垂直聚焦。说话时如果舌部过度前伸会导致言语聚焦形成于水平线 Z 上 X 点的前方，称为前位聚焦；如果舌位过于靠后导致言语聚焦形成于水平线 Z 上 X 点的后方，称为后位聚焦；说话时舌位过度靠下，即言语聚焦形成于垂直线 Y 上 X 点的下方，称为喉位聚焦。

1. 听觉感知评定

（1）口腔共鸣障碍的听觉感知评定

采用会话时的聚焦评估表（具体如表3-7所示）可以对会话时的嗓音聚焦进行描述。如果在任意一栏中能找出三个以上相似的症状，则可以确定患者存在相应的聚焦问题。

表3-7　会话时的聚焦评估表

前位	标记	后位	标记	喉位	标记	鼻位	标记
婴儿般的		钟声的		气泡音的		铿锵有力的	
亮的		压抑的		胸音的		尖锐的	
掐紧的		响亮的		喉音的		粗糙的	
微弱的		深沉的		强迫的		头音的	
胆怯的		闷的		金色的		高的	
女性化的		暗的		严肃的		共鸣的	
不成熟的		单调的		沉重的		鼻音化的	
轻声的		空洞的		嘶哑的		阻塞的	
窄的		开放的		低的		铃声的	
单薄的		洪亮的		强有力的		尖细的	
不安全的		柔和的		男性化的		刺耳的	
苍白无力的		清脆的		挤压的		嘀咕的	

（2）鼻腔共鸣障碍的听觉感知评定

1）鼻音功能亢进的评估

大声朗读两遍下面的短文，并做好录音，第二次朗读短文时捏鼻朗读。这篇短文没有鼻辅音，如果捏鼻后，患者发出的声音出现明显变化，说明鼻音功能亢进。

"一大早，六个月大的宝宝起来了，开始左顾右瞧。这时阿姨走过来，抱起他说：'乖宝宝！'宝宝朝阿姨笑一笑，嘴里咿咿呀呀的，可爱极了。"

2）鼻音功能低下的评估

大声朗读两遍下面的短文，并做好录音，第二次朗读短文时捏鼻朗读。这篇短文中包含大量鼻音，如果鼻腔共鸣正常，第二次捏鼻朗读时声音会发生明显变化。如果捏鼻后声音没有明显变化，说明鼻音功能低下。

"奶奶和妈妈领着妹妹前往闹市买奶牛。一路上，妹妹问妈妈：'妈妈，咱们买了奶牛，能天天喝牛奶吗？'妈妈说：'当然能，你每天跟奶奶、妈妈挤牛奶，好吗？'天真的妹妹又问：'我每天喝奶牛的奶，奶牛也是妈妈吗？'奶奶和妈妈全乐了。一家人到了市场，精心选了一头健康的奶牛。妹妹很兴奋，和奶奶、妈妈一同牵着新买的奶牛回农场了。'"

2. 客观声学检测

共振峰测量是评价口腔共鸣功能的客观测量方法。采用"实时言语测量仪"分别测量 /ɑ、i、u/ 三个核心韵母的共振峰 F1 和 F2，将测得的 F1 和 F2 值与参考标准值进行比较，可判断言语的聚焦问题。第一共振峰 F1 反映咽腔的大小及共鸣状态，受下颌运动情况的影响。当下颌向下运动时，口腔体积增大，咽腔体积减小，F1 增加；当下颌向上运动的时候，口腔体积减小，咽腔体积增大，F1 减少。第二共振峰 F2 反映口腔的大小和共鸣状态，主要揭示舌的前后运动情况。当舌向前运动时，咽腔体积增大，口腔体积减小，F2 增加；当舌向后运动时，咽腔体积减小，口腔体积增大，F2 减小。

鼻流量是鼻腔声压级（n）和输出声压级［口腔声压级（o）和鼻腔声压级（n）之和］的比值，用公式表示：鼻流量 = n/（n + o）× 100%。通过鼻流量测量，结合听觉感知评定的结果，可以判断是否存在鼻音功能异常。

（四）构音

构音器官包括下颌、唇、舌、软腭等，它们之间灵活及协调的运动是产生清晰、有意义言语声音的必要条件。狭义的构音障碍是由于构音器官的肌肉麻痹或运动不协调而导致在言语过程中出现的构音不清和声韵异常。构音功能的评估是对构音器官的运动功能及其对形成清晰、有意义言语声音能力的评估。

1. 听觉感知评定

此处介绍由黄昭鸣研发的汉语构音能力评估词表（又称黄昭鸣词表）（具体如表3－8所示）。该词表由50个单音节词组成，不仅可以评估21个声母的构音能力，而且通过18项音位对比和37个最小语音对的构音情况评估患者的音位对比能力。此外，还可以通过音位对比的正确率考察患者构音的清晰度。

表3－8　汉语构音能力评估词表

	词	拼音		词	拼音		词	拼音		词	拼音		词	拼音
1	包	bāo	11	河	hé	21	四	sì	31	刺	cì	41	家	jiā
2	抛	pāo	12	鸡	jī	22	杯	bēi	32	蓝	lán	42	教	jiāo
3	猫	māo	13	七	qī	23	泡	pào	33	狼	láng	43	乌	wū
4	飞	fēi	14	吸	xī	24	稻	dào	34	心	xīn	44	雨	yǔ
5	刀	dāo	15	猪	zhū	25	菇	gū	35	星	xīng	45	椅	yǐ

	词	拼音		词	拼音		词	拼音		词	拼音		词	拼音
6	套	tào	16	出	chū	26	哭	kū	36	船	chuán	46	鼻	bí
7	闹	nào	17	书	shū	27	壳	ké	37	床	chuáng	47	蛙	wā
8	鹿	lù	18	肉	ròu	28	纸	zhǐ	38	拔	bá	48	娃	wá
9	高	gāo	19	紫	zǐ	29	室	shì	39	鹅	é	49	瓦	wǎ
10	铐	kào	20	粗	cū	30	字	zì	40	一	yī	50	袜	wà

2. 构音器官检查

构音器官的检查包括唇部、牙齿、舌部、硬腭、悬雍垂、下颌的结构和功能检查。

3. 客观测量

通过言语声学的分析对构音器官的运动能力及协调运动能力进行定量测量，测量内容包括下颌距、唇距、舌距、舌域图、口腔轮替运动速率。

1）下颌距：在汉语普通话中，核心韵母/ɑ/是最低位元音，发音时下颌张开度最大，咽腔体积最小，第一共振峰F1值最大；核心韵母/i/是最高位闭元音，发此音时下颌张开度最小，咽腔体积最大，F1值最小。进行下颌距的定量测量时，可以用F1（ɑ）和F1（i）两者的差值反映下颌的开合情况，即$\triangle F1 = F1（ɑ）- F1（i）$，单位为Hz。

2）舌距：核心韵母/i/是最高位闭元音，发音时舌位最靠前，口腔体积最小，第二共振峰F2值最大；核心韵母/u/是最高位舌后音，发音时舌位最靠后，口腔体积最大，F2值最小。进行舌距的定量测量时，可以用F2（i）和F2（u）两者的差值来反映舌运动能力，即$\triangle F2 = F2（i）- F2（u）$，单位为Hz。

3）唇距：第三共振峰F3是反映唇腔的大小和唇腔共鸣状态的参数，唇腔越大，F3越小，反之亦然。韵母/ü/是圆唇最充分的音，韵母/i/是展唇最充分的音，用两者的第三共振峰F3的差值可以反映唇运动的能力，即$\triangle F3 = F3（i）- F3（ü）$，单位为Hz。

4）舌域图：舌域图的定量测量，可以通过连续发三个核心韵母/ɑui/时，舌与下颌协调运动所构成的面积作为舌域图的测量指标，单位为Hz^2。

5）口腔轮替运动速率：口腔轮替运动速率是指每4秒钟能发出最多特定音节的总数，其反映了口部肌群运动的协同水平。口腔轮替运动包括对/pɑ/、/tɑ/、/kɑ/、/pɑtɑkɑ/四个指定音节的发音。

（五）语言

目前普遍使用的听障儿童语言能力评估工具是由中国聋儿康复研究中心孙喜斌等专家编著的《听力障碍儿童听觉、语言能力评估标准及方法》。《听障儿童语言能力评估标准》是其重要组成部分。

《听障儿童语言能力评估标准》将健听儿童在各个年龄段上的语言发育指标作为听障儿童不同年龄段评估的标准，主要评估听障儿童6个方面的语言能力，即言语清晰度、词汇量、表达能力、语法能力、理解能力和语言的使用能力，量化评估标准具体如表3-9所示。通过评估，可得知听障儿童在语言发展水平上与健听儿童相比，处在何种语言年龄水平，以及多方面语言能力发展是否平衡，根据评估结果有针对性地调整语言教学目标、内容与方法。

表3-9 听障儿童语言能力评估标准

康复级别	词汇量（个）	模仿句长	听话识图	看图说话	主题对话	语言年龄（岁）
四	20	1~2	事物的名称	事物名称、简单行动	理解"呢"	1
三	200	3~5	动作、外形、机体感觉	事件中的主要人物和行动	理解"什么""谁""哪个""哪儿"	2
二	1000	6~7	个性品质、表情情感	主要人物和主要情节	什么时候、什么地方	3
一	1600	8~10	事件、情景	百字以内的简单故事	怎么了、怎么样、为什么	4

项目四　听障儿童的听觉语言康复训练

一、听觉康复训练

(一)听觉康复训练原则

1. 确保最佳听能，注重听觉优先　确保听障儿童在非睡眠时间全程使用助听设备，并处于最优助听状态。尽早培养听障儿童的聆听意识、听觉反馈能力及借助听觉进行沟通交流的习惯。交流时引导儿童利用听觉获得信息进行交流，减少或消除对视觉等辅助手段的依赖。对听力补偿效果不佳的听障儿童，在培养其学习其他替代交流手段的同时，也应首先充分挖掘其听觉潜能。

2. 进行个性化的听觉训练　听觉训练应充分考虑听障儿童的兴趣爱好、性格特点、生活环境等个体差异，采取一对一个别化教学的形式，并选择恰当的训练目标和内容。应对孩子的听力状况、听觉发展水平进行定期评估，及时根据变化调整训练的目标、内容、方法。

3. 训练过程循序渐进　应根据不同听障儿童的听觉发展水平，及时调整训练难度。听觉康复训练遵循听觉察知、听觉分辨、听觉识别再到听觉理解的高级阶段，具体训练难度体现在听觉训练形式、选择的范围、语音特性的相似度、关键词的数量、上下文或语境线索、聆听环境等多方面。

4. 营造丰富而有意义的听觉刺激环境 丰富的听觉经验是听障儿童听觉能力发展的基础，要为听障儿童提供丰富多彩的声音，包括言语声、环境声、音乐声，应将听觉训练与言语训练密切结合，把言语交流作为听觉训练的主要内容。同时，应尽可能促进听障儿童及早融入普通学校或幼儿园，与同龄健听儿童共同生活学习，帮助听障儿童获得更好的听觉言语交流环境。

5. 鼓励指导家长参与 听觉能力的发展是一个持续的过程，通过有针对性的指导，帮助家长积极地参与到康复训练中，使家长了解和掌握在家庭中培养孩子听觉能力的基本方法，尽量将康复训练的内容在日常生活情境中复现，帮助孩子尽快掌握所学内容并能灵活运用。

(二)听觉训练的内容与方法

听觉训练的方式包括正式训练和非正式训练，正式训练的计划性强，有细致的教学计划，采用一对一或集体授课的形式。非正式训练在日常生活中进行，与日常生活中的听觉事件密切结合，一般由家人对患者进行训练。小龄即获得良好听力补偿的孩子，可以接受更多的非正式训练；相反，大龄或听力补偿不理想的孩子需要接受更多的正式训练。

听觉训练的具体步骤包括：听觉察知训练、听觉分辨训练、听觉识别训练、听觉理解训练。

1. 听觉察知训练 即儿童能感知到声音的存在，是最基本的听觉水平。训练时培养听障儿童的聆听习惯，让他们学会"注意听"，增强他们对环境声、音乐声以及言语声的敏感性和察觉能力，训练内容具体如表 3–10 所示；其次，要帮助听障儿童建立察觉反应，教会他们听到声音后做出适当反应，这有利于帮助康复人员判断儿童的听觉发展情况及听力师调试助听设备，同时也是促进儿童学会表达和交流的方法之一。

表 3–10 听觉察知训练的主要内容

目标	内容
音乐声	低频（250~750Hz）：长号、大长笛、单簧管
	中频（1000~2000Hz）：长笛、小提琴、圆号
	高频（3000~4000Hz）：短号、双簧管
环境声	动物声：猫叫声、狗叫声、鸟叫声等
	自然环境声：流水声、下雨声、风声
	日常生活声：汽车鸣笛声、电话声、敲门声
言语声	儿歌、童谣等
	林氏六音，其中/m//u/是低频音，/ɑ//i/是中频音，/sh//s/是高频音
	不同频率的韵母和声母

2. 听觉分辨训练　即听障儿童感受声音差异的能力，包括对环境声、音乐声、言语声的时长、强度、语速、频率的辨别，其中感受言语声是训练的重点和难点。训练时要经过由易到难的过程。

（1）**时长**　辨听音节数量不同的词语，把音节数量不同的词语放在一组，让听障儿童辨听，如：西红柿、橘子、梨。它们的音节数量不同，时长存在明显差异，而时长的差异是最容易获取的，时长差异越大，分辨难度越低，难度由低到高依次是辨别三音节/单音节，辨别双音节/单音节，辨别三音节/双音节。

（2）**强度**　辨听响度不同的声音，如：模仿大猫和小猫的叫声。强度可相差约15dB。也可以通过控制6个核心韵母/a//o//e//i//u//ü/的发音强度来进行，主要分为三个层次：强/弱、中/弱、强/中，可参考大声、一般言语声、轻声说话时的强度进行区分。

（3）**频率**　在辨听初期，选择语音特性差异显著的内容，以降低辨听难度，之后再逐渐减小语音差异从而提高难度。拟声词是辨听难度最低的，通常会作为最开始辨听的内容，因为它们在音长、频率等语音特性上差异较为显著。最长用的拟声词有"交通工具发出的声音"和"动物叫声"等。还可以增加节奏和频率的变化，如模仿小狗叫声中加入节奏练习："汪，汪汪""汪汪，汪""汪，汪，汪"；在辨听叫声中加入频率变化：模仿小猫用尖细的声音，模仿猫爸爸用低沉的声音。辨听声调不同，韵母和声母都相同的词语，如："喝水""河水"。其中，三声和四声的辨听时，准确性比较高的原因是他们主要靠时长来判断，由于人们习惯发三声时长最长，而四声时长最短，因此尽可能将声调发音的时间长度控制一致，这样听障儿童就难以通过发音的长短辨别，而是仔细听辨各个声调的频率差异。还可以辨别不同熟悉的人的声音分辨频率差异。

3. 听觉识别训练

当听力障碍儿童能听出各种声音之间的差异后，就要培养他们将声音和事物联系起来的能力。训练内容包括词语识别和音位识别两部分，音位识别需要听障儿童具备词语识别的基础，因此先进行词语识别训练。进行识别训练有两种方式：

（1）**闭合式训练**　将需要进行识别训练的声母或韵母放到有意义的词、句中进行，训练时事先给听力障碍儿童一定的选择范围，呈现声音刺激后要求儿童在该范围内选择对应的事物。

制定训练程序：按照由易到难的原则。①选择范围由小变大：开始训练时，只给出3~4个用于辨听训练的物品作为备选。随着听障儿童听觉水平的提高，可以逐渐增加选择物来提升难度。②词语的识别顺序由多音节词→单音节词→音素，如识别"鲨鱼",听障儿童即使听成/ɑ/、/ü/,也能在"毛驴、鲨鱼、舞女"中正确判断出是"鲨鱼";如果识别"鱼",他很难在"驴、鱼、女"中做出正确判断。③关键词数量由少到多:随着听障儿童听力和语言水平的提高,可以不断增加关键词的数量,促进听觉记忆能力的提高,有利于交流能力的发展,如"把茄子放在船上面"或"把鞋子放在床下面",如果听第一遍后听障儿童只拿对其中的一部分,康复训练者不要马上降低难度,只重复他没有拿对的部分,而要把整个句子完整复述一遍,以强调练习完整听取的能力,如果三遍错误,再缩短句子。为了增加对语言的学习兴趣,在训练时不要只是在句子中增加物品名称,如"把苹果、西瓜、香蕉、葡萄拿出来",这样的语言虽然可以练习听觉记忆能力,但是语言内容过于枯燥。可以将名词、动词、形容词、数词等结合,如"哥哥戴着手套去操场跑步""熊猫吃了三片面包和两个香蕉"。通过这样的训练,既可以练习语音的识别,同时也可以学习词语和句子,可促进语言发展处在关键期的听障儿童的语言学习。

训练内容:①辨听音节数量相同但差异显著的词语,如苹果、香蕉、橘子、黄瓜。②辨听发音较为接近、容易混淆的词语,如萝卜、菠萝、蘑菇。③识别韵母不同,声母和声调都相同的词语,如"床"和"船"这是识别前鼻韵母和后鼻韵母。④识别声母不同,韵母和声调都相同的词语,如"打""塔"。⑤听儿歌找出相应的图画。给儿童分段配上相应内容的图画,让儿童反复熟悉后,放一段歌曲,让他指出是哪幅画。词语识别训练内容见表3-11,音位识别训练内容见表3-12。

表3-11 词语识别训练内容

目标	组别	内容(举例)
最常用: b、d、zh、g、j、l、sh	三音节词	马铃薯、西红柿、面包师、办公室
	双音节词	爸爸、拉面、报纸、电视
	单音节词	读、找、包、梨
常用: h、x、q、m、t	三音节词	小汽车、青苹果、喝豆浆、好天气
	双音节词	妈妈、喝水、同学、汽车
	单音节词	鞋、兔、钱、河
次常用: z、s、c、k、r、ch、p、n、f	三音节词	早上好、开汽车、吃早饭
	双音节词	飞机、快餐、苹果、吃饭
	单音节词	车、盆、开

表 3 – 12 音位识别训练内容

目标	组别	内容（举例）
韵母识别	相同结构，不同开口	容易和稍难：e/ü，鹅/鱼、饿/玉
		较难：ia/ua，鸭/娃、鸦/蛙
		很难：an/uan，寒/环、汉/换
	相同开口，不同结构	容易和稍难：i/ia，鸡/家、挤/加
		较难：ia/iao，家/脚、加/教
		很难：uai/uan，怀/环、坏/换
	相同结构，相同开口	容易和稍难：a/e，辣/乐、拉/乐
		较难：ing/iong，轻/穷、晴/穷
		很难：ang/eng，钢/耕、行/横
	前鼻音和后鼻音	容易和稍难：an/ang，蓝/狼、杆/钢
		较难：ian/iang，线/香、掀/箱
		很难：uen/ueng，温/翁、问/瓮
声母识别	擦音与无擦音	容易和稍难：h/无擦音，河/鹅、喝/饿
		较难：s/无擦音，色/饿、思/医
	清辅音和浊辅音	容易和稍难：ch/r，愁/肉、绸/柔
		较难：n/s，怒/素、弩/酥
		很难：m/f，木/斧、母/父
	送气音和不送气音	容易和稍难：d/t，打/塔、稻/套
		较难：z/ch，栽/柴、走/愁
		很难：j/q，鸡/七、江/抢
	相同方式不同部位	容易和稍难：d/c，读/醋、打/擦
		较难：z/sh，走/手、足/书
		很难：t/c，图/醋、塔/擦
	相同部位不同方式	容易和稍难：sh/h，书/虎、蛇/河
		较难：p/k，跑/烤、爬/卡
		很难：f/s，父/酥、风/僧
	卷舌音与非卷舌音	很难：ch/c，翅/刺、池/瓷

（2）开放式训练 不提供任何选择范围，直接呈现声音刺激，然后要求儿童再现出来，再现的方式可以是复述，开放式识别训练的发展阶段可参照闭合式听觉训练的发展阶段。如听到"汽车"后模仿说出"汽车"，或者用手势模仿出"汽车"的样子。还可以选择听障儿童非常喜欢的歌曲，学唱或与康复教师合作接唱。

4. 听觉理解训练

训练方式包括：闭合式听觉理解训练、开放式听觉理解训练、自主聆听技巧、发展电话聆听技巧、噪声环境聆听训练等。

（1）闭合式听觉理解训练　制定训练程序：按照由易到难的原则。①选择范围由小变大；②关键词数量由少到多。开始训练时用一个关键词即可，如问："苹果在哪呢？"听障儿童只需在一些图片中选出苹果。而"绿色的苹果在哪呢？"听障儿童需要听清绿色和苹果两个关键词，才能正确做出选择。在做两个关键词以上的训练中，注意备选物品的搭配选择，例如让听障儿童找出"绿色的苹果"，就一定要搭配有其他颜色的苹果和绿色的其他物品形成干扰，真正达到两项听觉记忆的训练目的。

训练内容：包括词语理解和短文理解训练两部分内容。词语理解训练内容具体见表3－13。

表3－13　词语理解训练内容

目标	组别	内容（举例）
单条件词语	名词	猪、羊、牛、鸭；苹果、香蕉、饼干
	动词	吃、喝、穿、看
	形容词	长长的、短短的、红色的、黄色的
双条件词语	主谓短语	小猫在钓鱼、小狗在钓鱼、小猫在吃鱼、小狗在吃鱼
	介宾短语	小猫在床上、小猫在床下、小猫在树上、小猫在树下
	偏正短语	蓝色的衣服、黑色的衣服、蓝色的鞋、黑色的鞋
	并列短语	鼻子和眼睛、围巾和帽子
	动宾短语	吃苹果、画汽车、擦皮鞋
三条件词语	主谓短语	小猫在河里钓鱼、小狗在河里钓鱼、小猫在河里吃鱼、小狗在河里吃鱼
	介宾短语	苹果在桌子的上面、苹果在桌子的下面
	偏正短语	一件粉色的衬衣、两件黄色的外套
	并列短语	橘子、苹果和香蕉，西瓜、草莓和葡萄
	动宾短语	洗黄色的衬衣、晒白色的毛巾

（2）开放式听觉理解训练　开放式听觉训练是指不给出选择范围，在没有猜想线索的情况下对听障儿童实施的听觉理解训练。开放式对话交流，可分为同一主题和转换主题的对话交流。

（3）自主聆听技巧　当听障儿童听觉和言语水平发展较好后，有意识地锻炼其自主聆听能力，也就是主动听取他人谈话的意识，就会使其语言出现飞跃式发展，如教师告知孩子："我要和妈妈讨论去商场买东西的话题，你要一边玩玩具拼图，一边听我们的谈话。当谈话终止后，我要向你提问题，看你听清楚没有。"

制定训练程序：按照由低到高的发展阶段进行。①事先告知谈话主题和问题，近距离，熟悉者，两人对话；②事先告知谈话主题，加长距离，熟悉者，两人对话；③事先告知谈话主题，加入背景噪声，熟悉者，两人对话；④事先告知谈话主题，近距离，有陌生人，两人对话；⑤事先告知谈话主题，加长距离，都是陌生人，两人对话；⑥事先告知谈话主题，加入背景噪声，都是陌生人，两人对话；⑦不预先告知主题，重复①～⑥阶段；⑧不预先告知主题，重复①～⑥阶段，3人以上对话。

（4）发展电话聆听技巧　对听力补偿较为理想的听障儿童，除了掌握日常对话交流的能力，还应通过训练提高其使用电话交流的水平。但是在学习听电话之前，应先了解听障儿童是否具备以下能力：①能听录音带中的故事；②能较好地听取不同人的声音；③能完成开放式各阶段听觉理解的任务要求。如果听障儿童还没有达到以上几个方面的水平，应首先针对以上内容加以训练。如果已达到以上水平，应开始进行电话聆听训练。

制定训练程序：按照由低到高的发展阶段进行。①预先告知谈话主题，熟悉者，语言水平限于1～2项听觉记忆的简单句，内容主要是基本电话用语；②预先告知谈话主题，熟悉者，闭合式1～4阶段听觉理解水平，3～4项听觉记忆；③预先不告知谈话主题，熟悉者，开放式1～4阶段听觉理解水平；④预先不告知谈话主题，熟悉者，同一话题交流；⑤预先不告知谈话主题，熟悉者，延伸话题交流；⑥闭合式，陌生者，主题谈话（事先设定情境，如和朋友约定活动时间和地点等）；⑦开放式，非主题对话。

（5）噪声环境聆听训练　训练初期，由于听障儿童对各种声音不熟悉，所以要在安静的环境中建立各种声音的准确信号记忆，这时需提供安静的聆听环境。在听觉能力发展到适当水平后，要开始噪声环境聆听训练，为听障儿童进入社会环境做准备。噪声环境聆听训练的形式可以采用一边放录音机或广播，一边对听障儿童说话，看他是否能在噪声环境背景下听清语言内容。噪声环境的选择可由初期的音乐声逐渐过渡到说话声，噪声的强度可逐渐增加，提高干扰难度。

二、语言康复训练

语言训练应立足于儿童的言语、语言发展规律，在听觉训练的基础上，通过有意义的互动交流，培养听障儿童自主进行言语交流的习惯和能力。主要目的是帮助听障儿童掌握正确的发音，理解并正确表达词汇、语句，掌握恰当的沟通技巧。

（一）语言康复训练原则

1. 遵循儿童言语语言发展的自然规律　"由听到说、理解先于表达"是儿童言语语言发展的基本规律。言语发展应以聆听为基础，在充分的听觉积累和语言理解的基础上培养表达和交流能力。

2. 创设良好的语言交流环境　语言交流是语言学习的最佳途径，应该多利用或创设沟通情境，培养听障儿童的言语交流能力，鼓励并引导他们表达与交流的意识，多给予正面反馈。

3. 非正式训练与正式训练结合 听障儿童由于对生活中声音信息的获取受到局限，因此需要以言语训练的形式补充和强化言语语言的学习。两种学习方式所占的比例需要根据听障儿童个体状况而定。听力损失严重、补偿不理想或佩戴助听设备较晚（3 岁以后）以及缺乏良好的语言环境或性格内向的听障儿童，需要更多的正式训练和教学。相反，听力补偿较好、听力干预和训练较早、有良好交往环境和意愿的，可以更多地利用自然随机的非正式训练方式。

4. 采用科学的训练内容和方法 在言语训练中，要注重语言学习内容的实用性，尤其是在训练初期阶段，多给听障儿童输入生活中经常会听到或用到的有价值的语言内容。同时在言语交流中要坚持为听障儿童提供自然完整的语言输入。

5. 制定全面、合理、明确的训练目标 要根据每个儿童的听觉、言语和认知发展水平，分别选择恰当的训练目标及内容。训练目标的制定应注重听觉、言语能力，而不是只关心是否掌握了某些词汇或句式，如果能建立良好的听觉记忆能力，愿意与人交流，喜欢提问和思考，就会逐渐在生活中主动获取更丰富的语言。

6. 发挥家庭训练的优势 在康复训练中除了培养听障儿童的听觉言语等能力外，还要指导家长掌握相应的训练方法，帮助其在家庭生活中拓展应用，确保听障儿童将所学内容应用于实际交流中。

7. 定期进行阶段评估 对听障儿童言语、语言能力的评估包括量化评估和教学观察记录，二者相结合。要以全面、准确的评估为基础，制定合理的言语、语言阶段发展目标，并不断修正完善。

(二)语言康复训练的内容及方法

1. 呼吸训练 目的是帮助听障儿童个体在自然呼吸的基础上，学会自主控制呼吸和言语呼吸的方法，养成正确的言语呼吸的习惯和能力。具体内容参见模块六呼吸训练部分。

2. 发音训练 是指在听力障碍儿童有了一定的认识后，对他们进行发音的诱导，使他们逐步掌握正确的发音部位和发音方法，能够基本正确地发音。

训练内容：①发音诱导准备训练；②起声训练；③发声功能训练；④构音功能训练；⑤语音能力训练；⑥拼音训练。

发目标音"o"的训练方法举例：①教师把小狗、小猫、公鸡的图片放在桌面上，示意动物在睡觉；②教师示意孩子听，什么在叫啊？"喔 - 喔 - 喔 - 起床啦"，家长听到公鸡叫声后，操作公鸡起床，并表达"我听到喔 - 喔 - 喔的叫声了"；③家长示范当公鸡，模仿公鸡叫声后，让孩子叫睡觉的动物起床；④孩子当公鸡，教师作出睡觉的姿势，当听到孩子模仿公鸡叫声后，就起床。再以同样的方式叫醒家长起床。

3. 词汇及词组训练　词是标记事物的符号，可以脱离语境成为一般的语义代码，存在于不依赖语境的独立的表意（词汇）系统中。词汇训练的目的是帮助听力障碍儿童学会使用常用词指代事物的名称，增加词汇量，扩大词汇类别，发展对词语的理解能力，进而建立脱离具体语境的表意系统。

（1）词汇水平的训练　训练儿童学习词汇的顺序规律是：名词→动词→形容词→时间名词→方位名词→数量词→人称代词→指示代词→副词→介词→连词→助词→感叹词，所以训练聋儿也要遵循这一规律循序渐进，切不可急于求成，过早地给孩子灌输大量的词汇。在刚开始掌握词汇时，可多教一些名词，尽量选择儿童常见和喜欢的物品作为教学内容，要强调对词的理解和使用。在学习新的概念时可以按照"实物＋词语→模型＋词语→图片＋词语→只出现词语信号"的顺序逐步呈现事物，建立起儿童对事物的概念，如以"苹果"为例，在最初出现实物时，可以触摸、闻气味、看颜色、尝味道，用多种感官认识这一物体；到图片阶段，只能通过视觉来认识这一物体；到词语阶段，当听到这一词语的声音就能在头脑中勾画出这一物体的形象，这说明听障儿童真正建立起这一概念了。

训练内容：①事物名称指认训练；②常见事物命名训练；③词汇类别感知分辨训练；④组词训练等。

学习名词"船"的训练方法举例：①给孩子看"船"的模型或图片，教其"船"的发音及体态语、拟声语；②让孩子看模型或图片并能做出相应的体态语和拟声语；③让孩子看训练者的发音及口形，从三张图片中找出"船"的图片；④只让孩子听训练者说"船"的音，从三张图片中找出"船"的图片；⑤让孩子看"船"的图片，自己说出"船"的发音，并让其说出在生活中含有"船"发音的句子。

词汇中的名词、动词、形容词在语言中起着重要的作用，但数量词、代词、介词、连词、助词、语气词等，在语言中也是不可或缺的，这些词语往往由于缺乏实际的意义而难以通过直观形象的方式呈现出来，因此对于生活中缺乏听觉积累的听障儿童来说，他们所表达的语言中经常会因为缺乏这些词汇而形成病句。对抽象词汇最好的学习方式就是在日常生活的情景中多加强化和使用，让听障儿童有更多的感受机会，逐渐掌握正确的使用规则。

（2）词组水平的训练　词组水平的训练从双词句的学习开始，把含有名词、动词、形容词等各类词的双词句作为训练重点。

训练内容：①句子成分的辨别训练；②言语模仿及主动表达训练。

学习形容词＋名词"红色的花"的训练方法举例：①拿出一朵"红色的花"的实物

或图片，鼓励其模仿说给宝宝一朵"红色的花"或给妈妈一朵"红色的花"；②进行双词句中一个成分的辨别选择，让孩子看训练者的发音及口形，在"红色的花、红色的苹果"中做二选一的选择，也可以进行两个成分的辨别选择，在"红色的花、红色的苹果、绿色的花、绿色的苹果"中做四选一的选择；③只让孩子听训练者说"红色的花"的发音，从两张或四张图片中找出"红色的花"的图片；④让孩子看"红色的花"的图片，自己说出"红色的花"的发音。

在学习双词句的基础上，可以进行含有名词、动词、形容词等词类的三词句的学习，方法同上，训练者用言语给予刺激，让孩子选择相应的图片。

4. 句子训练　句子是能够表达一个相对完整的意思，并且有一个特定语调的语言单位，它由词或词组根据一定的规则组合而成。句子训练的目的是帮助听力障碍儿童个体学会使用常用句子的形式与结构表达相对完整的意思，在理解和掌握组句规则的基础上，进而扩展其句子长度，提高其句子结构的完整性和复杂性。包括单句和复句：单句主要有陈述句、疑问句、祈使句、感叹句，此外否定句、完成句、把字句和被字句均是比较常用的特殊句式；复句分为联合复句和偏正复句，联合复句有并列关系、递进关系、承接关系、选择关系，偏正复句有因果关系、条件关系、转折关系。

训练内容：①单句参照句型训练；②指定词模仿造句训练；③复句参照句型训练；④指定连词模仿造句训练；⑤句子成分扩展训练；⑥句子语气转换训练；⑦句子类别（把字句、被字句）转换训练；⑧句子语义转换训练；⑨随意造句训练。

学习主谓宾句式"哥哥踢球"的训练方法举例：①教师说出"哥哥踢球"，由教师示范，分别在人物图册、动作图册、物品图册或者文字卡片中找出相应的图片组合到一起，并复述"哥哥踢球"；②然后将图册交给听障儿童，由其完成任务；③根据幼儿的语言表达水平来决定是否要求幼儿复述出句子内容。④根据幼儿的语言理解和听觉水平，调整句式难度。如在图册中找出"穿蓝色衣服的哥哥在踢球"，也可以交换角色，让幼儿说出句子，教师来找图片。

学习和使用完成句，如"我喝汽水""我喝完汽水了"，可以利用图片和文字卡片来学习区别这两句话，也可以进行实际情况的操作，促使聋儿理解正在做的动作和做完的动作应该如何区别。学习了肯定句后，用对比的方法学习否定句，如"吃"与"不吃"，利用图片来理解否定句的含义。在前两个句式的基础上，进一步系统地学习"吃吧""吃过了""真好吃"等句式。被字句掌握的时间相对较晚，可以通过游戏的方式进行学习，并反复练习。

复句的完整表述，特别是关联词的使用对听障儿童较为困难，其中并列关系、承接关系、因果关系、条件关系相对难度小一些。很多句子可以有意识地穿插在日常生活当中，如对孩子说："先洗手，然后再吃饭。""虽然外面有点冷，我们还是要去散步。"不断通过语言积累，帮助听障儿童学会使用这种语言。

复习思考

一、单选题

1. 下列哪项不属于传导性聋的常见病因（　　　）

A. 耵聍栓塞　　　　　　　　B. 听神经瘤　　　　　　　　C. 先天性外耳道闭锁

D. 中耳炎　　　　　　　　　E. 中耳听骨链缺失

2. 下列哪一个是描述听力水平的名词（　　　）

A. 响度　　　　　　　　　　B. 分贝　　　　　　　　　　C. 听阈值

D. 言语香蕉图　　　　　　　E. 频率

3. 新生儿听力筛查常用的是（　　　）

A. 耳声发射　　　　　　　　B. 声导抗测试　　　　　　　C. 行为观察测听法

D. 听性脑干反应　　　　　　E. 视觉强化测听

4. 根据 2011 年《残疾人残疾分类和分级》标准，3 岁以上人群听力残疾分为多少级（　　　）

A. 八　　　　　　　　　　　B. 六　　　　　　　　　　　C. 五

D. 四　　　　　　　　　　　E. 三

5. 根据 2011 年《残疾人残疾分类和分级》标准，重度障碍是指平均听力损失为（　　　）

A. >90dB HL　　　　　　　　B. 81～90dB HL　　　　　　　C. 61～80dB HL

D. 41～60dB HL　　　　　　　E. >80dB HL

6. 几个月的婴儿能对妈妈的声音和玩具的声音产生注意，并转头寻找（　　　）

A. 3 个月　　　　　　　　　B. 6 个月　　　　　　　　　C. 9 个月

D. 12 个月　　　　　　　　　E. 15 个月

7. 人工耳蜗植入术前评估内容不包括（　　　）

A. 影像学评估　　　　　　　B. 语言能力评估　　　　　　C. 智力评估

D. 家庭及康复环境　　　　　E. 运动能力

8. 人工耳蜗植入是将声信号转换为电信号直接刺激（　　　）

A. 鼓膜　　　　　　　　　　B. 镫骨肌　　　　　　　　　C. 听骨链

D. 听神经末梢　　　　　　　E. 前庭窗

9. 听障儿童辨音训练不包括（   ）

A. 声音的时长   B. 声音的频率   C. 声音的响度

D. 语速   E. 声音的有无

10. 训练听障儿童的听觉能力，正确的顺序是（   ）

A. 声音的分辨、声音的察知、声音的识别、声音的理解

B. 声音的察知、声音的分辨、声音的识别、声音的理解

C. 声音的识别、声音的察知、声音的分辨、声音的理解

D. 声音的察知、声音的识别、声音的分辨、声音的理解

E. 声音的察知、声音的理解、声音的识别、声音的分辨

二、名词解释

1. 听觉

2. 传导性聋

3. 感音神经性聋

4. 听力障碍

三、简答题

1. 预防听力障碍的发生要注意哪些方面？

2. 常见的测听技术有哪些？

3. 听障儿童听觉康复训练的原则是什么？

扫一扫，知答案

扫一扫，看课件

模 块 四

失语症

【学习目标】

1. 掌握　失语症的定义，各型失语症的临床特征，常见失语症的类型，失语症评定的意义、方法及评定报告的书写，Schuell 刺激疗法的原则、治疗程序的设定及注意事项，失语症的对症治疗。

2. 熟悉　失语症的语言症状，汉语标准失语症的检查方法，失语症治疗的适应证、禁忌证及预后，失语症的综合治疗方法，交流效果促进法。

3. 了解　失语症的病因、分类、发病机制，常用的失语症评定方法，失语症与其他言语障碍的鉴别。

案例导入

林某某，男，59 岁，干部，右利手，本科文化程度，汉族。以"言语不利伴右侧肢体活动不遂 1 个月"入院。

患者于 1 个月前午睡起床时，突然发现右侧肢体活动不遂并且言语不利。随即被送当地医院诊疗，查头颅 MRI 显示"左侧基底节区及额下回后部梗死"，诊断为"脑梗死"。经药物治疗使病情稳定后，转入康复科行康复治疗。

失语症检查：患者自发言语少，只能回答自己的名字、年龄。谈话中停顿较多，言语表现为非流畅性，且发音不清晰，表达困难较明显。听理解正确率：名词为 70%，动词为 60%，句子为 40%，执行口头指令不能进行。命名正确率为 40%，动作描述为 30%，可以接受词头音和手势提示。列名差，1 分钟仅有 2 个列名。漫画描述为 0，复述名词正确率为 50%，动词为 40%，可以复述出 3 ~ 5 个字的句子。出声读正确率：名词为 40%，动词为 30%。阅读理解正确率：名词和动词为 70%，句子为 20%，执行文字指令为 0。书写命名正确率为 30%。抄写正确率：名词为 80%，动词为 60%。听写正确率：名词为 40%，动词为 20%，句子为 0。计算为 6 分（6 题正确）。无口、颜面失用及言语失用。

问题：

1. 言语障碍诊断是什么？

2. 诊断依据是什么？

3. 长期目标是什么？

4. 短期目标是什么？

5. 康复治疗计划及方案？

项目一　失语症的病因及症状学

一、失语症的定义

关于失语症，很多学者给予了不同的定义，这些定义虽然侧重点不同，但主体内容大致相似。美国 Benson 认为失语症是指大脑损伤引起的语言功能受损或丧失，这是目前临床上较常用的定义。Ryan 给失语症下的定义是：失语症是脑损伤所引起的组织语言能力的丧失或低下，可以在以下方面出现问题：①口语和书面语言；②识别图片或物体；③口语、书面语和手势的交流。Darley 认为失语症是由于脑的损伤所致的言语符号形成和解释能力的障碍，以及在语言学成分编码和译码效能（词形和较大语法单位）方面多种语言能力的丧失或障碍，且是在词汇使用上有减少，语法规则能力低下，听觉记忆度降低以及在语言输入和输出通路选择能力上的障碍。而且，这种障碍与其他智力水平不一致，要除外痴呆、言语错乱、感觉缺失或者运动功能障碍所致的语言能力的丧失或障碍。

近二十余年以来，随着失语症研究的更加广泛和深入，在意识到作为语言基础的认知水平的重要性后，对失语症的定义也有了新的观点，具有代表性的是 Chaipey 的失语症定义。他认为失语症是一类由于脑的器质性病变所致，在语言和作为语言基础的后天性损害，其特点是在语言的意思、形式或结构、应用或功能，以及作为语言基础的认知过程的降低和功能障碍，包括语言识别、理解、记忆和思维障碍，具体表现在听、说、读、写四个方面。总之，失语症为获得性言语障碍，是大脑受损后使已获得的语言能力丧失或受损，即口语和（或）书面语的理解、表达过程中的信号处理障碍。但因感觉缺失、广泛的精神衰退或错乱、肌肉病变等引起的言语障碍，不属于失语症。

中医学虽然无失语症之名，但早在《素问·奇病论》中即有对"喑"的论述，依其描述，"喑"即相当于现代医学的失语症。失语症常见于中医的"中风"导致的"言语不利"等病症中。

二、失语症的病因

导致失语症的常见原因归纳起来可分为三类：

1. 病源性 因脑卒中、脑肿瘤、脑感染等疾病引起的脑损伤。

2. 外伤性 因战争、车祸、高空坠落、剧烈撞击等原因所致的脑外伤。

3. 中毒性 因食物、药物等中毒所致的脑损伤。

其中脑卒中是导致失语症最常见的病因，据国内文献报道，脑卒中患者中，约有25%伴有言语障碍，急、慢性脑血管疾病中分别有34.2%和56%～69%可产生各种言语障碍。

中医理论认为，五脏六腑直接或间接地通过经络、经筋与舌相联系。如手少阴心经之别系舌本；足少阴肾经挟舌本；足太阴脾经连舌本，散舌下。语言是意识活动的表现，语言、记忆等功能归属于脑——"精明之府"，同时认为"心主神明""神清则语利"，将脑的生理、病理功能归属于心而分属于五脏，另外，口、舌、咽为言语之官，"舌者，音声之机也"，而"舌为心窍"，心气通于舌。由此可知，五脏、脑的功能失调以及意识失常，皆能影响言语功能的正常发挥。中风出现言謇失语，多因脏腑虚损，气血衰少，阴不制阳，虚风内动，痰瘀胶结，随风流窜，升降无常，蒙闭清窍，阻于脑脉，脑失所养，导致"窍闭神匿，神不导气"，引起口舌之窍不利而发病。

三、失语症的症状学

失语症患者的言语症状各不相同，即使是同一患者在发病初期和恢复期的症状也不相同。无论失语症的言语症状个体差异有多大，但一般均从听、说、读、写这四个方面表现出来。

(一)听理解障碍

听理解障碍是指患者对口语的理解能力降低或丧失，是失语症患者常见的症状。口语听理解包括字、词、句和文章等不同水平的理解，其应具备语音辨识能力、语义理解能力、足够的听觉记忆跨度及基本的句法学。其中任一能力的缺损都会引起不同程度的听理解障碍。

1. 语音辨识障碍 患者虽能听到声音，但对所听到的语音不能辨认，给人一种似乎听不见的感觉，而经听力检查，听力却无明显缺陷。典型的情况称为纯词聋，在临床上极少见。

2. 语义理解障碍 患者能正确辨认语音并能复述听到的词语或句子，但部分或完全不能理解词义或语义。此种情况在失语症中最多见。

3. 听觉记忆跨度和句法障碍　患者常表现为可理解简单句，但对句法和复合句理解困难。如检查者说："从这些图片中，找出茶杯"，患者能够执行口头命令；"找出西瓜"，患者也能很好地完成。但当检查者说："从这些图片中，找出茶杯、西瓜"时，患者无法完成或只能找出其中一种。句子亦是如此，对于"闭上眼睛""张开嘴"等简单指令，患者能完成；但"先闭上眼睛再张开嘴"的复杂指令，患者无法完成或只能完成其中一个指令。

(二)口语表达障碍

口语表达障碍是指患者的口语表达能力受损或丧失，是失语症患者常见的症状之一。

1. 口语的流畅性障碍　是指失语症患者语言的流利程度发生障碍。一般根据患者口语表达的特点分为非流畅性口语和流畅性口语，但临床上有些患者的口语症状既不能将其归为非流畅性口语，也不能将其归为流畅性口语，如此，有学者在非流畅性口语和流畅性口语分型的基础上提出了中间型口语。

非流畅性失语者的口语语量显著减少，多呈电报式语言，说话费力，句子短，单音调，失语法结构。但口语多为关键词，信息量多，能有效地表达意思。如一位非流畅性失语的患者在自诉发病经过时说："起床……嗯嗯……摔……摔……唉唉……说话……说话……不行了……嗯嗯嗯（手指患侧肢体）……不……不动了。"

流畅性失语者的口语量多，夸夸其谈，能说长句，说话不费力，能连续说，语调正常且发音清晰，但多为无意义的语句，缺实质词，有大量的错语和新语，信息量少。如一位流畅性失语的患者在谈发病经过时说："发我三他三和阿个床阿趣，呱呱舞三岁吗么草原其哈，妈妈过共仪呀，煤炭微口广告人呵呵腿，网络声顿呱呜呜磨损瞧瞧伞哟妈（音译）……"强行中止后问："发病时，有人在吗?"患者回答："合伙人韩韩华很半不乳糖他牛和她精彩和他大是大非，呱呱三层马哈哈（音译）……"

中间型口语是指口语症状介于流畅性和非流畅性之间。多数左利手患者的口语表现为中间型。美国 Benson 对言语流畅性的鉴别见表 4 - 1。

表 4 - 1　Benson 流畅性与非流畅性言语鉴别（美）

言语鉴别的项目	非流畅性	流畅性
说话量	减少，50 字以下/分钟	多
费力程度	增加	无
句子长度	缩短	可说长句子
韵律	异常	正常
信息量	多	少

2. 发音障碍 失语症患者的发音错误往往多变，可有韵律失调和四声错误，且可见随意与有意表达的分离现象，即刻意表达明显不如随意说出的，模仿语言不如自发语言。当患者努力试图改善发音时，发音障碍却加重。失语症的发音障碍与构音障碍不同，构音障碍者发音错误常常没有变化，且当患者努力试图改善发音时，发音障碍明显改善。

3. 说话费力 一般常与发音障碍有关，口语不流畅，说话时常伴有面部及肢体用力。

4. 语调或韵律障碍 正常语言应有轻、重、快、慢和高低调的变化，以及句子有中顿现象，这种变化，可使说出的话表达不同的意思。例如"我不吃饭"，如句尾用低调，则表示我不吃饭；如句尾用高调，则表示我吃饭。语调障碍时，患者不能正确掌握谈话中的轻重和高低调变化，常表现一种单音调，因此可影响表达的明确性。说话句子中顿不同，意思也有变化。例如"我看见他去电影院了"，无中顿，表达的意思是他去电影院了；如将此句说为："我看见他，去电影院了。"则表达的意思是我去电影院了。如果患者在一句话中不适当的地方中顿，常常不能让他人听懂自己的真实语意。

5. 错语 常见的有三种错语，即语音错语、词义错语和新语。

（1）**语音错语** 是音素之间的置换。在汉语中表现为三种情况：①声母置换：如将香蕉（xiāngjiāo）说成香包（xiāngbāo）；②韵母置换：如将妈妈（māmā）说成帽帽（màomào）；③声调置换：如将他们（tā mén）说成塔门（tǎmén）。

（2）**词义错语** 是词与词之间的置换，如将"手机"说成"电视"。

（3）**新语** 是用无意义的词或新创造的词代替说不出的词，如将"头发"说成"读提"。

6. 杂乱语 亦称奇特语，主要由大量错词和新造词组成，缺乏实质词，以致说出的话使他人无法理解。如问："吃饭了吗?"患者答："床呃和马呼，其的回一西妈妈五去（音译）。"

7. 找词困难和命名不能 找词困难是指患者在谈话过程中，欲说出恰当的词时有困难或不能，多见于名词、动词和形容词。在谈话中因找词困难表现停顿，甚至沉默或表现为重复结尾词、介词或其他功能词。如："我要吃吃吃……""嗯嗯……就在在在在在……"所有失语症患者都有不同程度的找词困难。

命名不能是指患者对实物或图片，不能说出名称。失语症患者几乎都有不同程度的命名困难。根据病变部位的不同，命名不能有三种类型：

（1）**表达性命名不能** 此类患者知道名称，但不能正确说出，可接受语音提示。病灶大多在优势半球前部 Broca 区或与此区的联系纤维。

（2）**选字性命名不能** 患者不能正确地说出名称，语音提示无效，有迂回现象。迂回现象是指患者无法用恰当的词来表明意思，常以说明物品的功能、状态等方式进行表达，如想说"苹果"却表达为"圆圆的……红的……树上结的……能吃的"。病灶常在优势半球颞中回后部或颞枕结合区。

（3）词义性命名不能　此类患者不能理解名词符号的意义，不接受语音提示，病灶大多在优势半球角回。

8. 持续语言　表现为持续重复某个字、词或短语。通常在表达困难时出现，严重的患者在自动语序的背诵中也可出现持续言语。如给患者做命名检查时，检查者给患者出示了苹果的图片，患者正确说出"苹果"，更换图片后，患者仍然不停地说"苹果"。重症患者须别人强行中断方可停止持续语言。患者常能认识到自己的错误。

9. 刻板语言　常见于重度失语症患者。表现为对任何问题均用刻板语言（如：嘟、嘟；北根、北根等）来回答。有些患者还可用有语调、有韵律的刻板语言来表达部分信息。如问"你想睡觉吗?"患者轻柔的回答"嘟……嘟"，表示想睡觉；高亢的回答"嘟……嘟"，则表示不想睡觉。

10. 语法障碍　表现为失语法和语法错乱。失语法为构句中只有词的堆砌而无语法结构，不能提供很完整的信息，类似电报文体，称为电报式言语，又称为运动性语法障碍。语法错乱为错误的运用语法成分，表现为语句中的实义词、虚词等存在，但用词错误，结构及关系紊乱。

11. 复述障碍　是指患者不能准确重复别人说出的话。严重复述障碍者完全不能复述。

12. 模仿语言　强制性的复述他人的话称为模仿语言。如检查者问："你多大岁数了?"患者重复："你多大岁数了?"大多数有模仿语言的患者还存在补全现象。如检查者数"1、2、3"时，患者会接下去数"4、5、6、7、8……"；或检查者说"锄禾日当午"，患者会接着背诵"汗滴禾下土，谁知盘中餐，粒粒皆辛苦"，但患者实际并不一定理解模仿内容的语义。

(三)阅读障碍

因脑功能受损而致阅读能力受损或丧失，称为阅读障碍。阅读包括朗读文字的能力和对文字的理解能力，两者可出现分离现象。只有对文字的理解发生障碍，才称为失读症，失读症可伴有或不伴有朗读障碍。

汉字的阅读障碍可表现为形、音、义联系中断的三种形式。

1. 形、音、义失读　患者不能正确朗读，也不能理解文字意义。表现为字或词与图片、字或词与实物的匹配错误，或根本不能匹配图片或实物。

2. 形、音阅读障碍　患者不能正确朗读文字，但能理解文字意义。可正确完成字或词与图片、字或词与实物的匹配。形、音阅读障碍在临床中多见。

3. 形、义失读　患者能够正确朗读文字，但不能理解文字的意义。表现为字或词与图片、字或词与实物的匹配错误。形、义失读在临床中较少见。

（四）书写障碍

脑损伤所引起原有的书写能力受损或丧失，称为书写障碍，又称失写症。书写比其他语言功能更为复杂，其不仅涉及语言本身，而且还有视觉、听觉、运动觉、视空间功能和运动的参与，任何一方面发生障碍均可影响书写。失语症患者的失写通常表现为类似于他们的言语表达障碍的类型。常见失语症的书写障碍有：

1. 书写不能 此类患者表现为不能书写或可简单画一两笔，根本构不成字形，在抄写、甚至描写时也具有同样的症状，因此又被称为完全性书写障碍。书写不能多见于完全性失语的患者。

2. 构字障碍 患者写出的字表现为笔画增添或遗漏，或者写出的字笔画全错，看起来像改写过的字，实际上笔画错误，是文字的结构障碍（图 4 - 1A）。

3. 象形书写 以画图代替不能写出的字或词（图 4 - 1B）。

4. 镜像书写 患者所书写的文字笔画正确，但方向相反，与镜中的文字相同。常见于右侧偏瘫用左手书写的患者（图 4 - 1C）。

5. 惰性书写 表现为患者写出一个字或词后，让其再写其他的字或词时，仍一直保持书写前面的字或词，类似于口语中的言语保持现象（图 4 - 1D）。

6. 书写过多 书写中混杂一些无关的字、词或句，类似口语表达中的言语过多（图 4 - 1E）。

7. 语法错误性书写 表现为书写的句子中出现语法错误，类似于口语中的语法障碍（图 4 - 1F）。

8. 视空间性书写障碍 表现为笔画正确但笔画的位置错误（图 4 - 1G）。

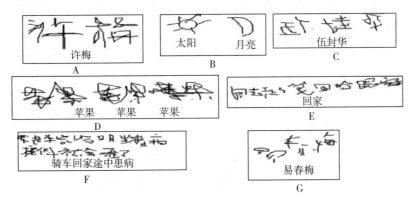

图 4 - 1 不同形式的书写障碍

A. 构字障碍；B. 象形书写；C. 镜像书写；D. 惰性书写；E. 书写过多；

F. 语法错误性书写；G. 视空间性书写障碍

（注：图中的打印字为正确书写）

项目二　失语症的分类

一、国外失语症的分类

一个多世纪以来，国外的许多学者对失语症提出了不同的分类方法，但至今仍没有一个公认的分类方法，临床应用上亦未统一。近代国外临床较通用的失语症分类方法有 Benson 分类法和 Schnell 分类法（表4-2）。Benson 分类法是以解剖部位为基础的分类方法，Schnell 分类法是以症状为基础的分类方法。

表4-2　Benson 分类法和 Schnell 分类法

	Benson 分类法	Schnell 分类法
1	Broca 失语	单纯性失语
2	Wernicke 失语	伴有视觉过程障碍的失语症
3	传导性失语	伴有构音不流畅的失语症
4	经皮质运动性失语	散发性病灶性失语症
5	经皮质感觉性失语	伴有感觉运动障碍的失语症
6	经皮质混合性失语	伴有间歇性听觉失认的失语症
7	完全性失语	不可逆性失语症

二、国内失语症的分类

国内常用失语症分类是以 Benson 失语症分类为基础的，结合汉语的特征而进行的分类。国内常用汉语失语症分类如下：

1. 外侧裂周围失语综合征　病灶部位位于外侧裂周围，均存在复述障碍。

（1）Broca 失语（Broca aphasia，BA）

（2）Wernicke 失语（Wernicke aphasia，WA）

（3）传导性失语（conduction aphasia，CA）

2. 分水岭区失语综合征　即经皮质性失语（transcortical aphasia），病灶部位位于大脑前动脉与大脑中动脉分布交界区，或者大脑中动脉与大脑后动脉分布交界区。其共同特点是复述功能相对较好。

（1）经皮质运动性失语（transcortical motor aphasia，TCMA）

（2）经皮质感觉性失语（transcortical sensory aphasia，TCSA）

（3）经皮质混合性失语（mixed transcortical aphasia，MTA）

3. 完全性失语（global aphasia，GA）

4. 命名性失语（anomic aphasia，AA）

5. 皮质下失语

（1）丘脑性失语（thalamic aphasia，TA）

（2）基底节性失语（basal ganglion aphasia，BGA）

6. 纯词聋（pure word deafness）

7. 纯词哑（pure word dumbness）

8. 失读症（alexia）

9. 失写症（agraphia）

三、失语症二分法

20 世纪 70 年代末有了失语症的二分法，即将失语症分为非流畅性失语和流畅性失语两类。非流畅性失语的大脑病损部位一般在优势半球的中央沟前方；流畅性失语的大脑病损部位在优势半球的中央沟后方。这种分类方法不仅突出了失语症言语障碍的性质，而且分类简单明确，得到了国外从事语言康复人员的广泛应用。近年来，随着国内外语言文化的不断交流，这一分类方法在国内也同样得到了一些从事言语治疗人员的应用。

项目三　各型失语症的临床特征

一、外侧裂周围失语综合征

（一）Broca 失语

1. Broca 失语的临床特征　Broca 失语又称为运动性失语或表达性失语，主要表现为口语表达障碍明显重于理解障碍。自发性语言呈非流利性，语量较少，说话费力；听理解相对较好，对有语法词和秩序词的句子理解困难；口语表达多为实质性词，基本能达意，但缺乏语法结构而呈电报文体，严重时可呈无言状态，有错语，尤其是语音性错语较多，还有韵律失常；有命名障碍和找词困难，一般可接受词头音提示；复述障碍，但比自发性言语好；阅读及文字书写亦受到不同程度的损害；常伴有口、颜面失用。

2. Broca 失语的病变部位　多位于优势半球额下回后部三分之一的 Broca 区。

3. Broca 失语的预后　Broca 失语的预后与病灶大小有关，从整体来看大多预后良好，大部分患者能保证日常交流。如有遗留言语症状常限于口语表达，且呈非流利性。

（二）Wernicke 失语

1. Wernicke 失语的临床特征　Wernicke 失语又称感觉性失语、接受性失语。主要表现为听理解障碍明显重于口语表达障碍。此型失语的最突出特点是严重听理解障碍，既不能理解别人的语言，也无法理解自己讲的话，常答非所问；自发性言语呈流利性，语量多，滔滔不绝，混有大量的错语、新造词而呈现杂乱语，语句缺乏实质词或缺乏表达的核心内容，语言空洞；复述多为杂乱语，命名不能，但对刺激有反应，不接受语音和选词提示；阅读理解也受到损害，读字多为错读；书写时常有字形，但较多错写。

2. Wernicke 失语的病变部位　主要位于优势半球颞上回后部 1/3 的 Wernicke 区，或在大脑外侧裂的后下缘，以颞上回、颞中回的后半部分为中心区域。

3. Wernicke 失语的预后　此类失语症往往预后不佳。Wernicke 失语理解障碍的恢复程度与 Wernicke 区受损范围的大小有显著关系：①病变小于一半者，多数病后 6 个月，理解恢复较好；②病变超过一半者，多数病后 1 年，理解恢复仍差；③病灶较小或病因是脑出血，大多数可恢复日常生活交流；④病灶大且因脑梗死引起者，恢复困难，部分患者能结合语境，借助手势语、姿势语进行日常生活交流。

（三）传导性失语

1. 传导性失语的临床特征　自发性言语呈流利性，多为语音性错语，以复述障碍为其特征；听理解和阅读理解均较好，仅句子水平有轻度障碍；常以错语命名，可接受选词提示；多数有书写障碍，命名性书写及描述性书写较好，句子描述书写常有构字障碍。

2. 传导性失语的病变部位　目前对于传导性失语的病灶尚有争议，一般认为位于优势半球缘上回皮质或深部白质内弓状束。

3. 传导性失语的预后　传导性失语的预后视病因及病灶而不同。脑出血比脑梗死者的预后好，病灶仅限于缘上回者比同时累及颞叶者的预后好，多数患者可恢复到正常交流，但复述仍有不同程度的缺失。总体来讲，传导性失语患者一般预后较好。

二、分水岭区失语综合征

（一）经皮质运动性失语

1. 经皮质运动性失语的临床特征　经皮质运动性失语的言语症状类似于运动性失语，与运动性失语的区别在于其可以复述较长的句子。自发性言语呈非流利性，自发语量较少，停顿多，口语以启动和扩展困难为特点。患者常表现为不能连贯地详细叙述谈话内容，以单词、短语表达意思；听理解和阅读理解均较好；命名和朗读均有不同程度的障碍；书写障碍与其他功能相比较重；复述较好，甚至达到正常。

2. 经皮质运动性失语的病变部位　位于优势半球 Broca 区前方及上方。多数病因为大脑中动脉梗死或脑外伤。

3. 经皮质运动性失语的预后　经皮质运动性失语的预后较好，可恢复正常或近于正常。若病灶较大，遗留症状仍以表达困难为主。

(二)经皮质感觉性失语

1. 经皮质感觉性失语的临床特征　其言语症状类似 Wernicke 失语，与 Wernicke 失语的主要区别是复述保留。自发性言语为流利性，语量多，信息量少；杂乱语和模仿言语是此类失语的主要特点；听理解、命名、书写、阅读理解均有严重障碍，命名主要是词义错语和新语，不接受语音提示；阅读理解障碍多为形、义失读；虽然复述相对较好，但不理解复述的内容。

2. 经皮质感觉性失语的病变部位　多位于优势半球外侧裂言语中枢周围的广泛病变，而局限于后部的损伤也会出现同样的症状。

3. 经皮质感觉性失语的预后　经皮质感觉性失语的预后较差，但也有恢复到正常交谈的。未完全恢复者可遗留明显的命名障碍、阅读和书写障碍、复杂句子的理解障碍。

(三)经皮质混合性失语

1. 经皮质混合性失语的临床特征　经皮质混合性失语为经皮质运动性失语和经皮质感觉性失语并存。此型失语较少见，其言语症状类似于混合性失语，与混合性失语的主要区别在于其保留了部分复述功能。除部分复述功能保留外，其他语言功能均明显障碍或丧失；口语表达为非流利性，重度患者的口语仅限于强迫模仿和补全现象，补全现象为自动反应，可随着语言损伤的好转或口语理解的恢复而逐渐消失；经皮质混合性失语的复述部分保留，复述限于词、短语和短句，复合句复述有困难。

2. 经皮质混合性失语的病变部位　一般认为其病变部位为优势半球分水岭区大片病灶，而 Broca 区、Wernicke 区及两者间的连接区域未受损。

3. 经皮质混合性失语的预后　其预后较差，有些患者可恢复到能进行有效的日常交流。

三、完全性失语

1. 完全性失语的临床特征　完全性失语又称混合性失语，属非流畅性失语，此类失语者表现为所有语言功能均严重障碍或几乎完全丧失；自发性语言极少，仅限于单音节或单词的刻板语言；命名、复述、朗读不能，听理解和阅读理解严重障碍，能够说出部分系列词是这类患者的最大特点。

2. 完全性失语的病变部位　多数学者认为其病变部位为大脑优势半球侧的大脑中动

脉分布区，大脑优势半球侧的额、颞、顶叶区域。

3. 完全性失语的预后 完全性失语的预后较差。完全性失语患者可随着时间的推移，症状有所改善，兼有 Broca 失语或 Wernicke 失语的特点。某些病例在恢复过程中，理解障碍改善较好，语言表达障碍仍很严重，呈现出 Broca 失语的特征，这是完全性失语较常见的转化形式。

四、命名性失语

1. 命名性失语的临床特征 命名性失语又称失名词性失语、健忘性失语，是以命名障碍为主的失语。自发性语言为流利性，找词困难，对人的名字等有严重的命名困难，常有错语，多为迂回语言；其他语言能力如理解、复述、书写能力均保留。

2. 命名性失语的病变部位 命名性失语的病变部位多见于优势半球的角回和颞中回的后部，但目前发现很难找出单一的病灶，该类失语多为散在性损伤引起。

3. 命名性失语的预后 命名性失语的预后较好。

五、皮质下失语

传统上所谓典型的失语综合征只提示纯皮质病变，随着临床诊断技术的发展，如 CT、MRI、局部脑血流测定等的应用，学者们发现单独的皮质下病变也可引起失语症，但引起失语症的机制尚有争论。根据病变部位，常见的类型有基底节性失语和丘脑性失语。

（一）基底节性失语

基底节性失语又称底节性失语，因其病变部位不同，临床表现亦有差异。基底节区包括壳核、尾状核和苍白球，在解剖位置上紧靠内囊。据国外资料显示，病变部位靠基底节区前部时，言语障碍类似 Broca 失语；靠后时，言语障碍类似 Wernick 失语；病变部位较大，波及整个基底节时，言语障碍则类似完全性失语。听理解单词和短句时较好，长句和执行口头指令明显障碍；复述能力恢复较快，一般可复述短句，但对较长句的复述稍差；命名方面对名词、颜色的命名较好，列名有较明显的困难；大多数患者有形、义失读；书写障碍中，尤其是自发性书写障碍突出。病变部位主要在基底节内囊区。

（二）丘脑性失语

丘脑性失语是由局限于丘脑的病变引起的失语症。主要表现为声调低，音量小，有时甚至似耳语，但发音尚清晰；个别表情淡漠，不主动讲话；一般能简单回答问题和叙述病史，有错语现象；听理解方面，对词、词组、简单的句子较好，但对顺递结构以及复杂的句子较差；复述正常或轻度障碍；命名障碍较明显，词义性错语较多，命名中对颜色反应的命名较好，对名词、动词命名较差，列名障碍严重；有形、义失读；大多数患者有构字障碍和语法结构错误性书写。其预后较好，大多几周即可恢复，但常遗留留命名障碍，也有资料证明个别患者遗留较明显的言语障碍。

六、纯词聋

纯词聋又称言语听觉失认症、词语性听觉失认症，临床上极少见。患者经纯音听力检查显示大多数听力正常，部分可能为轻度高频听力损失，临床表现为口语理解严重障碍，症状持久；可出现词语音和社会自然音分辨的分离，即虽不能理解所听词语的意思，但能分辨非词语音，如雷声、流水声、鸟鸣声、婴儿哭声、火车鸣笛等声音；口语表达正常或仅有轻度流畅障碍，可表达自己的思想；发病早期没有或偶有语音性的错语，随着病程的延长，错语明显增加，以致对方难以分辨其意；复述严重障碍；自发性书写正常，但听写障碍或不能。

病灶部位一般位于左半球后颞叶深部，累及 Heschl 回或侵犯携带听纤维进入初级皮质的纤维，而 Wernicke 区及听联合皮质不受累。关于其障碍性质是属于失语症还是听觉失语尚有争议。

纯词聋尚需与经皮质感觉性失语及感觉性失语区别。纯词聋与经皮质感觉性失语的区别是：前者言语复述严重受损，而后者的言语复述相对保留。与感觉性失语的区别是：前者具有正常的阅读能力及自发言语，命名及书写也正常，而后者的自发语表现为流利性，大量错语、赘语及空话，命名也含有大量的错语，阅读及书写严重障碍。

七、纯词哑

纯词哑又称构音性失用言语讷吃，此类患者口语表达能力严重障碍，复述、命名、朗读不能，文字的表达和理解等言语功能都接近正常；发病急，早期常表现为哑，不能使用语音，或仅有少量构音不清和低语调的口语，恢复后患者出现说话慢、费力、低声调口语症状；语调常为单音调；自发性口语开始可呈电报式文体，随语言功能的恢复，多可说出完整的语句。

纯词哑主要是优势半球初级运动皮质下部的中央前回前半部和邻近的运动前皮质或皮质下神经损害所致。纯词哑与 Broca 失语两者的解剖部位可交错重叠，但纯词哑的病灶部位比 Broca 失语小得多。

纯词哑的轻度偏瘫、失用、书写和口语中的失语性成分很快消失，但口语表达障碍的改善较慢，可达几年以上，主要是发音不完全正常。个别病例甚至遗留终身发音障碍。

八、失读症

失读症是指没有视觉障碍或智能障碍的患者，由于大脑病变所致的对语言文字的阅读能力的丧失或减退。Benson 将失读症分为以下 4 种类型：

1. 失读伴失写 又称为中央部失读症、皮质视觉性失读症、顶颞叶失读症。突出临床表现为失读、失写并存；朗读和文字理解均有障碍；抄写常明显好于听写和描写，且提示常无反应。

2. 失读不伴失写 亦称纯失读、拼读性失读、枕叶性失读。表现为不理解文字，常伴有朗读障碍，不伴或只伴有轻微的失写；阅读理解严重障碍，常连自己书写的文字亦不能阅读；患者的口语表达基本正常，可有轻度命名障碍，特别是常伴有颜色命名障碍及听词辨认颜色困难，但口语交谈中能正确理解和使用颜色词，且颜色匹配和归类常正确。

3. 额叶失读 又称前部失读，临床表现为字母失读明显，词失读较轻，常有惰性阅读，伴有明显的书写障碍，包括拼写障碍、遗漏字母、构字障碍等；口语表达表现为非流利性，听理解相对较好，常常伴有运动性失语或经皮质运动性失语；多数患者可理解文字（名词和动词），但理解句子有困难。

4. 失语性失读 是指感觉性失语、传导性失语以及难以进行分类的失语症所伴有的阅读障碍。不同类型的失语症表现出不同的阅读障碍。

九、失写症

失写症是指大脑功能受损所致的书写功能受损或丧失。结合临床及神经心理学特征，Benson 等将失写症分为失语性失写和非失语性失写。国内的学者大部分认为失写症应限于失语性失写，而非失语性失写为失写障碍。虽然二者可能混合存在，但在临床诊断时应加以区别。

(一)失语性失写

失语性失写有两种基本形式：非流畅性失写和流畅性失写。

1. 非流畅性失写 患者大多数可产生与非流畅性失语口语相对应的失写表现，书写量少、简单，缺乏语法词且有拼写困难，字体笨拙，但书写内容可反映出中心含义。

2. 流畅性失写 见于流畅性失语患者。书写量多，不费力，字形尚可，但拼写困难，缺实质性词，有大量的语音性和词义性错写。

(二)非失语性失写

书写功能不仅与语言功能密切相关，还与运动和视空间功能有关。因此，运动或视空间功能受损均可干扰书写功能，甚至产生严重的书写障碍，如运动性失写、视空间性失写、过写症等。

项目四　失语症的评定

一、评定的目的

失语症评定是失语症患者进行系统康复的重要内容和前提，其评定的目的是通过全面的语言评定，发现患者是否存在失语症，并判断其程度，鉴别各类失语症，了解各种影响患者交流能力的因素，评定患者残存的交流能力，并根据评定结果制订治疗计划，还可用于病因学、认知和交往能力方面的研究。

二、评定的适应证

原则上凡是脑组织损害引起的已获得的语言功能受损或丧失的言语障碍综合征，以及与言语功能有关的高级神经功能的障碍，如轻、中度痴呆，失算症，失认症等认知功能障碍，均是失语症评定的适应证。

三、评定的禁忌证

失语症评定的相对禁忌证有：病情尚不稳定，仍处在疾病进展期的患者；有意识障碍者；重度智能低下者；拒绝评定经劝解无效者。

四、评定的注意事项

1. 评定中要确保交流效果。即言语治疗师与患者之间的交流必须是有效的，否则根本不可能评定出患者真实的语言状况，不能确保交流效果的评定将毫无意义。

2. 评定中要密切观察患者的病情变化，如有异常，应立即处理。

3. 应视患者的病情及精神状况来安排评定时间。每次评定时间以 30~60 分钟为宜。耗时较长的评定可分次进行，以免时间过长导致患者疲劳而影响评定结果。

4. 注意卫生，预防交叉感染。

五、评定方法

失语症的评定已有较长的历史，国内外的评定方法均有很多。迄今为止，临床应用上并未统一。近年来，随着计算机技术在医学领域的应用，通过电脑辅助的语言交流测试系统来评定失语症的性质和分型也在临床中广泛应用起来。下面介绍国内外几种常用的失语症评定方法：

（一）国外常用失语症评定方法

1. 波士顿诊断性失语症检查（Boston Diagnostic Aphasia Examination，BDAE） 该方法是目前英语国家普遍应用的失语症检查标准。由 27 个分测验组成，分为 5 个大项目：会话和自发性言语；听理解；口语表达；书面语言理解；书写。该测验在 1972 年实现标准化，1983 年修订后再版（Goodglass & Kaplan，1983 年）。该方法能详细、全面测出各种语言模式的能力，但有检查时间长和评分困难的缺点。

2. 西方失语症成套测验（Western Aphasia Battery，WAB，1983 年） 是 BDAE 修改后的短缩版，其克服了 BDAE 检查时间长的缺点，在 1 小时内即可完成检查，而且可单独检查口语部分。该测验提供一个总分，称为失语商（AQ），可以用来分辨是否为正常语言。WAB 还可以测出操作商（PQ）和皮质商（CQ），前者可了解大脑的阅读、书写、运用、结构、计算、推理等功能；后者可了解大脑的认知功能。该测验还可对完全性失语、感觉性失语、经皮质运动性失语、传导性失语等提供标准误差解释和图形描记。

3. 标记测验（The Token Test） 这项测验是为了检查在正常交谈中言语障碍轻微或完全没有失语症的患者设计的。其适合于检查轻微的或潜在的失语症患者，可检查出轻度的理解障碍，因此被广泛应用。此检查法简单易行。测验得分与听理解测验的得分高度相关，也涉及言语次序的短时记忆和句法能力，可鉴别那些由于其他能力的低下而掩盖了伴随着语言功能障碍的患者，或那些在处理符号过程中仅存在轻微的不易被觉察出问题的患者。患者有色盲、视觉空间认知障碍、色觉认知障碍时不适合进行此项检查。

4. 日本标准失语症检查（Standard Language Test of Aphasia，SLTA） 该方法是由日本失语症研究会设计完成的，检查按阶段评分，简单易行，对检查后的训练有明显的指导意义。

（二）国内常用失语症评定方法

1. 汉语标准失语症检查 此检查方法是中国康复研究中心听力语言科以日本标准失语症检查（SLTA）为基础，同时借鉴国外有影响的失语症评定量表的优点，按照汉语的语言特点和中国人的文化习惯编制而成，亦称中国康复研究中心汉语标准失语症检查法（CRRCAE），于 1990 年编制完成。

此检查方法适用于我国不同地区使用汉语的成年失语症患者。其内容包括两个部分：第一部分是通过患者回答 12 个问题，了解其言语的一般情况。第二部分由 30 个分测验组成，分为 9 个大项目，包括听理解、复述、说、出声读、阅读理解、抄写、描写、听写和计算。为避免检查时间太长，未将身体部分辨别、空间结构等高级皮层功能包括在内，且强调只适合成年失语症患者。大多数项目采用 6 等级评分标准，另外此检查在患者的反应时间和提示方法上都有比较严格的要求，并且还设定了中止标准。因此，检查前治疗师必须掌握正确的检查方法。此检查法在国内应用较广泛，具体内容见表4-3。

表4-3 中国康复研究中心汉语标准失语症检查表

言语症状的一般情况

检查前，通过问患者以下问题，了解患者的一般言语状况。

1. 姓名：	7. 学历：
2. 住址：	8. 爱好：
3. 出生年月：	9. 主诉：
4. 年龄：	10. 发病前后言语症状：
5. 家庭成员：	11. 发病时状况：
6. 职业史：	12. 方言：

一、听

I 听
1. 名词的理解

I 听
2. 动词的理解

说明："请指出来是哪个图?"

误答或15秒后无反应重复提问一次。

6分：3秒内回答正确。

5分：15秒内回答正确。

3分：提示后回答正确。

1分：提示后回答不正确。

中止A：3分以下，连续错2题。

说明和打分同左。

问题	得分
1. 西瓜	
2. 鱼	
3. 自行车	
4. 月亮	
5. 椅子	
6. 电灯	
7. 火	
8. 钟表	
9. 牙刷	
10. 楼房	

问题	得分
1. 飞	
2. 睡	
3. 喝水	
4. 跳舞	
5. 穿衣	
6. 敲	
7. 坐	
8. 游泳	
9. 哭	
10. 写	

中止B：全检。

中止B：全检。

I　听

3. 句子的理解

说明："请指出来是哪个图？"

误答或 15 秒后无反应重复提问一次。

6 分：3 秒内回答正确。

5 分：15 秒内回答正确。

3 分：提示后回答正确。

1 分：提示后回答不正确。

中止 A：3 分以下，连续错 5 题。

问题	得分
1. 水开了	
2. 孩子们堆了一个大雪人	
3. 男孩洗脸	
4. 男孩付钱买药	
5. 老人扶着拐杖独自过人行横道	
6. 两个孩子在讨论书上的图画	
7. 男孩子在湖上划船	
8. 小男孩的左臂被车门夹住了	
9. 一个男演员边弹边唱	
10. 护士准备给男孩打针	

中止 B：分项目 1 或 2 中 6 分和 5 分在 5 题以下。

（患者）

I　听

4. 执行口头命令

钢笔	剪子	牙刷	镜子	盘子
手帕	牙膏	钱（硬币）	梳子	钥匙

（检查者）

说明："请按我说的移动物品，请注意听。"

超过两单位错误或 15 秒后无反应需提示（重复提问一次）。

6 分：3 秒内回答正确。

5 分：15 秒内回答正确。

4 分：15 秒内回答但有错误。

3 分：提示后回答正确。

2 分：提示后不完全反应。

1 分：提示后回答不正确。

中止 A：4 分以下，连续答错 5 题。

问题	得分
1. 把梳子 和 剪子 拿起来	
2. 把钢笔 放 在 盘子 旁边	
3. 用牙刷 碰 三下 盘子	
4. 把牙膏 放在 镜子上	
5. 把钥匙 和 钱 放在 手帕上	
6. 把盘子 扣过来，再把 钥匙 拿起来	
7. 摸 一下 镜子 然后 拿起 梳子	
8. 把钱 放在 牙膏 前面	
9. 把剪子 和 牙刷 换个位置，再把 镜子 翻过来	
10. 把钢笔 放在 盘子里，再 拿出来 放在 牙膏 和钱 之间	

中止 B：分项目 2 中 6 分和 5 分在 6 题以下，或分项目 3 中 6 分和 5 分在 5 题以下。

二、复 述

Ⅱ 复述 5. 名词

Ⅱ 复述 6. 动词

说明："请模仿我说的话，我只说一遍，请注意听。"

6 分：3 秒内复述正确。

5 分：15 秒内复述正确。

4 分：15 秒复述出，不完全反应。

3 分：提示后复述正确。

2 分：提示后回答同 4 分结果。

1 分：提示后反应在 2 分以下。

中止 A：4 分以下，连续错 3 题。

说明和打分同左。

问题	得分
1. 自行车	
2. 楼房	
3. 西瓜	
4. 月亮	
5. 电灯	
6. 牙刷	
7. 钟表	
8. 鱼	
9. 椅子	
10. 火	

问题	得分
1. 坐	
2. 哭	
3. 睡	
4. 游泳	
5. 穿衣	
6. 喝水	
7. 写	
8. 飞	
9. 敲	
10. 跳舞	

中止 B：分项目 2 中 6 分和 5 分在 6 题以下，或分项目 3 中 6 分和 5 分在 5 题以下。

<table>
<tr><td>Ⅱ 复述
7. 句子</td></tr>
</table>

说明："请模仿我说的话，我只说一遍，请注意听。"

6 分：10 秒内复述正确。

5 分：30 秒内复述正确。

4 分：30 秒内复述出，不完全反应。

3 分：经提示后复述正确。

2 分：经提示后不完全反应。

1 分：提示后低于 2 分结果。

中止 A：4 分以下，连续错 3 题。

问题	得分
1. 护士/准备/给男孩/打针	
2. 男孩/洗/脸	
3. 一个/男演员/边弹/边唱	
4. 孩子们/堆了/一个/大雪人	
5. 水/开/了	
6. 小男孩/的左臂/被/车门/夹住了	
7. 男孩子/在湖上/划船	
8. 两个/孩子/在讨论/书上的/图画	
9. 男孩/付钱/买药	
10. 老人/拄着/拐杖/独自过/人行横道	

中止 B：分项目 5 或 6 中 6 分和 5 分在 6 题以下。

三、说

<table>
<tr><td>Ⅲ 说
8. 命名</td></tr>
</table>

说明："这个是什么？"

6 分：3 秒内回答正确。

5 分：15 秒内回答正确。

4 分：15 秒内回答，不完全反应。

3 分：提示后回答正确。

2 分：提示后不完全反应。

1 分：提示后回答不正确。

中止 A：4 分以下，连续错 3 题。

<table>
<tr><td>Ⅲ 说
9. 动作说明</td></tr>
</table>

说明："这个人（他、它）在干什么？"
打分同左。

问题	得分
1. 月亮	
2. 电灯	
3. 鱼	
4. 火	
5. 椅子	
6. 牙刷	
7. 楼房	
8. 自行车	
9. 钟表	
10. 西瓜	

中止 B：全检。

问题	得分
1. 喝水	
2. 跳舞	
3. 敲	
4. 穿衣	
5. 哭	
6. 写	
7. 睡	
8. 飞	
9. 坐	
10. 游泳	

中止 B：全检。

Ⅲ 说	
10. 画面说明	

说明："这幅画描写的是什么？"

6 分：10 秒内回答正确。

5 分：30 秒内回答正确。

4 分：30 秒内回答，不完全反应。

3 分：提示后回答正确。

2 分：提示后不完全反应。

1 分：提示后回答不正确。

中止 A：4 分以下，连续错 4 题。

问题	得分
1. 男孩付钱买药	
2. 孩子们堆了一个大雪人	
3. 水开了	
4. 男孩洗脸	
5. 老人拄着拐杖独自过人行横道	
6. 一个男演员边弹边唱	
7. 护士准备给男孩打针	
8. 小男孩的左臂被车门夹住了	
9. 男孩子在湖上划船	
10. 两个孩子在讨论书上的图画	

中止 B：分项目 8 或 9 中 6 分和 5 分在 5 题以下。

85

<table>
<tr><td>Ⅲ 说</td></tr>
<tr><td>11. 漫画说明</td></tr>
</table>

说明:"请把这个漫画描述出来。"(限时 5 分钟)

6 分:基本含义包括(撞、起包、锯、高兴等),流利,无语法错误。

5 分:基本含义包括,有少许语法错误,如形容词、副词等。

4 分:3 个图基本含义正确,有一些语法错误。

3 分:2 个图基本含义正确,有一些语法错误。

2 分:1 个图基本含义正确,只用单词表示。

1 分:以上基本含义错误,相关词均无。

中止 A:1 分钟未说出有意义的词语。

问题	反应
①	
②	
③	
④	

中止 B:分项目 8 或 9 中 6 分和 5 分在 6 题以下,分项目 10 中 6 分和 5 分在 2 题以下。

得分	

<table>
<tr><td>Ⅲ 说</td></tr>
<tr><td>12. 水果列举</td></tr>
</table>

说明:请在 1 分钟内尽可能多地说出水果的名字,例如:苹果、香蕉……

打分:每说出一个水果的名字,计 1 分,限时 1 分钟。

中止 B:分项目 8 或 9 中 6 分和 5 分在 3 题以下,或分项目 10 中 6 分和 5 分在 2 题以下。

得分	

四、出声读

Ⅳ 出声读
13. 名词

Ⅳ 出声读
14. 动词

说明:"请读出声。"

6分:3秒内读正确。

5分:15秒内读正确。

4分:15秒内读,不完全反应。

3分:提示后读正确。

2分:提示后不完全反应。

1分:提示后读错。

中止A:4分以下,连续错2题。

问题	得分
1. 楼房	
2. 牙刷	
3. 钟表	
4. 火	
5. 电灯	
6. 椅子	
7. 月亮	
8. 自行车	
9. 鱼	
10. 西瓜	

中止B:全检。

打分和说明同左。

问题	得分
1. 写	
2. 哭	
3. 游泳	
4. 坐	
5. 敲	
6. 穿衣	
7. 跳舞	
8. 喝水	
9. 睡	
10. 飞	

中止B:全检。

Ⅳ 出声读
15. 句子

说明:"请读出声。"

6分:10秒内读正确。

5分:30秒内读正确。

4分:30秒内读,不完全反应。

3分:提示后读正确。

2分:提示后不完全反应。

1分:提示后错读。

中止A:4分以下,连续错2题。

问题	得分
1. 水/开/了	
2. 男孩/洗/脸	
3. 男孩/付钱/买药	
4. 孩子们/堆了/一个/大雪人	
5. 老人/拄着/拐杖/独自过/人行横道	

中止 B：分项目 13 或 14 中 6 分和 5 分在 5 题以下。

五、阅　　读

V　阅读
16. 名词的理解

说明："这个卡片上写的是哪个图？"

6 分：3 秒内正确指出。

5 分：15 秒内正确指出。

3 分：提示后正确指出。

1 分：提示后指错。

中止 A：3 分以下，连续错 2 题。

问题	得分
1. 鱼	
2. 西瓜	
3. 电灯	
4. 月亮	
5. 火	
6. 钟表	
7. 自行车	
8. 椅子	
9. 楼房	
10. 牙刷	

中止 B：全检。

V　阅读
17. 动词的理解

说明和打分同左。

问题	得分
1. 敲	
2. 游泳	
3. 跳舞	
4. 喝水	
5. 穿衣	
6. 坐	
7. 飞	
8. 哭	
9. 睡	
10. 写	

中止 B：全检。

V　阅读

18. 句子的理解

说明："这个卡片上写的是哪个图?"

6 分: 10 秒内正确指出。

5 分: 20 秒内正确指出。

3 分: 提示后正确指出。

1 分: 提示后指错。

中止 A: 3 分以下,连续错 5 题。

问题	得分
1. 水开了	
2. 两个孩子在讨论书上的图画	
3. 孩子们堆了一个大雪人	
4. 男孩付钱买药	
5. 男孩洗脸	
6. 男孩在湖上划船	
7. 小男孩的左臂被车门夹住了	
8. 老人拄着拐杖独自过人行横道	
9. 护士准备给男孩打针	
10. 一个男演员边弹边唱	

中止 B: 分项目 16 或 17 中 6 分和 5 分在 5 题以下。

V　阅读

19. 执行文字命令

（患者）

钢笔	剪子	牙刷	镜子	盘子
手帕	牙膏	钱（硬币）	梳子	钥匙

（检查者）

说明："请按文字命令移动物品。"

6 分: 10 秒内移动正确。

5 分: 20 秒内移动正确。

4 分: 20 秒内移动,不完全反应。

3 分: 提示后移动正确。

2 分: 提示后不完全反应。

1 分: 提示后移动错误。

中止 A: 4 分以下,连续错 5 题。

问题	得分
1. 把梳子 和 剪子 拿起来	
2. 把钢笔 放 在 盘子 旁边	
3. 把镜子 扣过来，再把钥匙 拿起来	
4. 用牙刷 碰 三下 盘子	
5. 把钥匙 和 钱 放在手帕上	
6. 把牙膏 放在 镜子上	
7. 摸 一下 镜子 然后 拿起梳子	
8. 把剪子 和 牙刷 换个位置，再把镜子 翻过来	
9. 把钱 放在 牙膏 前面	
10. 把钢笔 放在盘子里，再 拿出来放在牙膏 和 钱 之间	

中止 B：分项目 17 中 6 分和 5 分在 6 题以下，或分项目 18 中 6 分和 5 分在 5 题以下。

六、抄　　写

Ⅵ　抄写
20. 名词

Ⅵ　抄写
21. 动词

说明："请看好这些词并记住，然后写下来。"

说明和打分同左。

6 分：3 秒内抄写正确（非利手可延长时间）。

5 分：15 秒内抄写正确。

4 分：15 秒内抄写不完全正确。

3 分：提示后抄写正确。

2 分：提示后不完全反应。

1 分：提示后抄写错误。

中止 A：4 分以下，连续错 2 题。

问题	得分
1. 西瓜	
2. 自行车	
3. 楼房	
4. 牙刷	
5. 月亮	

中止 B：全检。

问题	得分
1. 游泳	
2. 飞	
3. 睡	
4. 写	
5. 喝水	

中止 B：全检。

Ⅵ 抄写
22. 句子

说明：同分项目20和21，只是反应时间延长至10秒（6分）和30秒（5分）。

问题	得分
1. 男孩/洗/脸	
2. 水/开/了	
3. 孩子们/堆了/一个/大雪人	
4. 男孩/在湖上/划船	
5. 老人/拄着/拐杖/独自过/人行横道	

中止 B：分项目21或22中6分和5分在3题以下。

七、描　写

Ⅶ 描写
23. 命名书写

Ⅶ 描写
24. 动作描写

说明："这个图是什么，用文字写下来。"

说明："这个人（他、她）在干什么？"打分同左。

6 分：10 秒内书写正确（非利手可延长时间）。

5 分：30 秒内书写正确。

4 分：30 秒内不完全反应。

3 分：提示后书写正确。

2 分：提示后不完全正反应。

1 分：提示后书写错误。

中止 A：4 分以下，连续错 2 题。

问题	得分
1. 电灯	
2. 月亮	
3. 楼房	
4. 自行车	
5. 钟表	
6. 牙膏	
7. 椅子	
8. 鱼	
9. 火	
10. 西瓜	

中止 B：全检。

问题	得分
1. 跳舞	
2. 喝水	
3. 睡	
4. 飞	
5. 坐	
6. 写	
7. 哭	
8. 敲	
9. 穿衣	
10. 游泳	

中止 B：全检。

Ⅶ 描写

25. 画面描写

说明："用一句话描写出这幅图。"

6 分：15 秒内书写正确（非利手可延长时间）。

5 分：30 秒内书写正确。

4 分：30 秒内书写不完全反应。

3 分：提示后书写正确。

2 分：提示后书写不完全反应。

1 分：提示后书写错误。

中止 A：4 分以下，连续错 2 题。

问题	得分
1. 孩子们堆了一个大雪人	
2. 男孩付钱买药	
3. 护士准备给男孩打针	
4. 小男孩的左臂被车门夹住了	
5. 男孩在湖上划船	
6. 一个男演员边弹边唱	
7. 水开了	
8. 男孩洗脸	
9. 两个孩子在讨论书上的图画	
10. 老人拄着拐杖独自过人行横道	

中止 B：分项目 23 或 24 中 6 分和 5 分在 5 题以下。

Ⅶ 描写

26. 漫画描写

说明："请按照漫画的意思写出。"

6 分：基本含义包括（撞、起包、锯、高兴等），流利，无语法错误。

5 分：基本含义包括，有少许语法错误，如形容词、副词等。

4 分：3 个图基本含义正确，有一些语法错误。

3 分：2 个图基本含义正确，有许多语法错误。

2 分：1 个图基本含义正确，只用单词表示。

1 分：以上基本含义及相关词均无。

中止 A：此题无限制时间，但 1 分钟未写出有意义的文字中止。

问题	反应
①	
②	
③	
④	

中止 B：分项目 23 或 24 中 6 分和 5 分在 6 题以下，或分项目 25 中 6 分和 5 分在 2 题以下。

得分	

八、听　写

┌─────────────────┐
│ Ⅷ听写   │
│   │
│ 27. 名词   │
└─────────────────┘

┌─────────────────┐
│ Ⅷ听写   │
│   │
│ 28. 动词   │
└─────────────────┘

说明："请将我说的话写出来。"

说明和打分同左。

6 分：10 秒内书写正确（非利手可延长时间）。

5 分：30 秒内书写正确。

4 分：30 秒内书写不完全反应。

3 分：提示后书写正确。

2 分：提示后不完全反应。

1 分：提示后书写错误。

中止 A：4 分以下，连续错 2 题。

问题	得分
1. 楼房	
2. 钟表	
3. 电灯	
4. 月亮	
5. 鱼	

问题	得分
1. 写	
2. 游泳	
3. 敲	
4. 跳舞	
5. 睡	

中止 B：全检。

中止 B：分项目 27 中 6 分和 5 分在 3 题以下。

┌─────────────────┐
│ Ⅷ　听写   │
│   │
│ 29. 句子   │
└─────────────────┘

说明和打分同上。

限定的时间由 10 秒延长至 15 秒（6 分）。

问题	得分
1. 水/开/了	
2. 男孩/洗脸	
3. 男孩/在湖上/划船	
4. 一个/男演员/边弹/边唱	
5. 老人/拄着/拐杖/独自过/人行横道	

中止 B：分项目 27 中 6 分和 5 分在 3 题以下。

九、计　　算

IX　计算
30. 计算

说明：对 1 题给 1 分。

中止 A：＋、－、×、÷各项错 2 题中止该项。

$\begin{array}{r}1\\+\ 2\\\hline\end{array}$	$\begin{array}{r}4\\+\ 7\\\hline\end{array}$	$\begin{array}{r}27\\+\ 5\\\hline\end{array}$	$\begin{array}{r}35\\+\ 27\\\hline\end{array}$	$\begin{array}{r}135\\+\ 267\\\hline\end{array}$
$\begin{array}{r}4\\-\ 1\\\hline\end{array}$	$\begin{array}{r}16\\-\ 7\\\hline\end{array}$	$\begin{array}{r}32\\-\ 9\\\hline\end{array}$	$\begin{array}{r}87\\-\ 38\\\hline\end{array}$	$\begin{array}{r}306\\-\ 186\\\hline\end{array}$
$\begin{array}{r}2\\\times\ 4\\\hline\end{array}$	$\begin{array}{r}3\\\times\ 5\\\hline\end{array}$	$\begin{array}{r}16\\\times\ 3\\\hline\end{array}$	$\begin{array}{r}52\\\times\ 32\\\hline\end{array}$	$\begin{array}{r}57\\\times\ 26\\\hline\end{array}$
$\begin{array}{r}4\\\div\ 2\\\hline\end{array}$	$\begin{array}{r}63\\\div\ 7\\\hline\end{array}$	$\begin{array}{r}102\\\div\ 6\\\hline\end{array}$	$\begin{array}{r}714\\\div\ 17\\\hline\end{array}$	$\begin{array}{r}1332\\\div\ 36\\\hline\end{array}$

得分	

2. 汉语失语症成套测验（Aphasia Battery of Chinese，ABC）　此测验由北京大学医学部神经心理研究室参考西方失语症成套测验（WAB）并结合国情编制而成，ABC 由会话、理解、复述、命名、阅读、书写、结构与视空间、运用、计算、失语症总结 10 大项目组成，于 1988 年开始用于临床。此检查法按规范化要求制定统一指导语、统一评分标准、统一图片、文字卡片及统一失语症分类标准。此方法在国内也较常用，具体内容详见表 4－4。

表4－4 汉语失语症成套测验

姓名：　　　　　性别：　　　　　年龄：

一、口语表达（占35.7%）

1. 问答

（1）您好些了吗？

（2）您以前来过这吗？

（3）您叫什么名字？

（4）您多大岁数了？

（5）您家住在什么地方？

（6）您做什么工作（或退休前做什么工作）？

（7）您简单说说您的病是怎么得起来的？或您怎么不好？

（8）让患者看图片，叙述。

评分标准

	1分	2分	3分
语量	<50字/分钟	51～99字/分钟	>100字/分钟
语调	不正常	不完全正常	正常
发音	不正常	不完全正常	正常
词语长度	短（1～2字，电报式）	部分短语	正常（>3个字）
用力程度	明显费力	中度	不费力
强迫语言	无	有强迫倾向	有
用词	有实质词	实质词少	缺少实质词
文法	无	有部分语法	有语法
错语	无	偶有	常有

分型：非流利型9～13分　　中间型14～20分　　流利型21～27分

2. 系列语言

（1）从1数到21（若有困难，可由检查者开始，并用手示意，如说1伸一个手指，或4以后让患者自己数，如未到21即停顿，可提示一个数，共21分）。

（2）十二生肖：鼠、牛、虎、兔、龙、蛇、马、羊、猴、鸡、狗、猪（共12分）。

（3）唐诗吟诵：床前明月光，疑是地上霜。举头望明月，低头思故乡（共22分）。

3. 复述

"请您跟我学，我说什么您也说什么"，如患者没听清，可再重复一遍。如有构音障碍时，只要能听出复述内容即按正确记，每字记1分，错语扣分。

（1）词复述（共24分）

题号	问题	满分	评分
1	门	1	
2	床	1	
3	尺	1	
4	哥	1	
5	窗户	2	

续表

题号	问题	满分	评分
6	汽车	2	
7	八十	2	
8	新鲜	2	
9	天安门	3	
10	四十七	3	
11	拖拉机	3	
12	活蛤蟆	3	
总分			

（2）句复述（共76分）

题号	问题	满分	评分
1	听说过	3	
2	别告诉他	4	
3	掉到水里啦	5	
4	吃完饭就去遛弯	7	
5	办公室电话铃响着吧	9	
6	他出去以后还没回来	10	
7	吃葡萄不吐葡萄皮	8	
8	所机全微他合（每秒2字）	12	
9	当他回到家的时候，发现屋子里坐满了朋友	18	
总分			

4. 命名

（1）词命名（每项2分）

按次序出示实物，问患者"这是什么?"（或图片"这个人在干什么"），正确回答得2分，触摸后才正确回答得1分。如果触摸后5秒内仍不能正确说出正确答案，则提示3个名词（其中包括正确答案）让患者选择，选对得0.5分，如仍说不出则提示正确答案的第一个音，能正确回答得0.5分，否则记0分。

实物	反应	触摸	提示	实物	反应	触摸	提示	身体	反应	触摸	提示	图片	反应	提示
铅笔				皮尺				头发				跑步		
纽扣				别针				耳朵				睡觉		
牙刷				橡皮				手腕				吸烟		
火柴				表带				拇指				摔跤		
钥匙				发卡				中指				喝水		
总分														

（2）颜色命名（每问1分）

请告诉我，这是什么颜色? 红、黄、黑、蓝、白、绿。

问题	答案	评分
1. 晴天的天空是（　　）的?	蓝	
2. 春天的草是（　　）的?	绿	
3. 煤是（　　）的?	黑	
4. 稻谷熟了是（　　）的?	黄	
5. 牛奶是（　　）的?	白	
6. 少先队员的红领巾是（　　）的?	红	
总分		

（3）反应命名（每项2分）

问题	答案	评分
1. 您切菜用什么?	刀	
2. 看什么可以知道几点了?	钟、表	
3. 用什么点烟?	火柴、打火机	
4. 天黑了什么可以使房间亮?	电灯、蜡烛	
5. 到哪能买到药?	医院、药店	
总分		

二、听理解（占32.9%）

1. 是否题

现在我向您提问，请用"是"或"不是"回答。如口语表达有困难者，可用"举手"或"摆手"分别表示"是"或"不是"。提问可重复一次，但需全句重复。如患者自己修改答案，以后以回答为准。5秒未回答或回答错记0分，5秒回答正确记原分的一半，（1）～（14）每问2分，（15）～（22）每问4分。

问题	正确答案	评分	言语特征
（1）你的名字是张小红吗?	否	2	
（2）你的名字是李华明吗?	否	2	
（3）你的名字是（真名）吗?	是	2	
（4）你家住在前门/鼓楼吗?	否	2	
（5）你家住在（正确地名）吗?	是	2	
（6）你家住在通州/延庆吗?	否	2	
（7）你是大夫吗?	否	2	
（8）我是大夫吗?	是	2	
（9）我是男的/女的吗?	否	2	
（10）这个房间的灯亮着吗?	是	2	
（11）这个房间的门是关着的吗?	否	2	
（12）这儿是旅馆吗?	否	2	
（13）这儿是医院吗?	是	2	
（14）你穿的衣服是红/蓝色的吗?	否	2	

问题	正确答案	评分	言语特征
（15）纸在火中燃烧吗？	是	4	
（16）每年中秋节在端午节前先过吗？	否	4	
（17）你吃香蕉时先剥皮吗？	是	4	
（18）在本地七月下雪吗？	否	4	
（19）马比狗大吗？	是	4	
（20）农民用斧头割草吗？	否	4	
（21）一斤面比二斤面重吗？	否	4	
（22）冰在水里会沉吗？	否	4	
总分			

2. 听辨认

将实物和图片不规则放在患者视野内，问："这儿有些东西（或图），请您指一下哪个是（　　）。"超过 5 秒记原分的一半，错指、指两项以上记 0 分，如患者改正，以后一次为准，身体左右指令必须侧向和部位均对，否则记 0 分，每项 2 分。

实物	2分	1分	0分	图形	2分	1分	0分	图画	2分	1分	0分
梳子				圆				钥匙			
铅笔				方				火柴			
钥匙				三角				梳子			
火柴				螺旋				铅笔			
花				五星				花			

动作	2分	1分	0分	颜色	2分	1分	0分	家具	2分	1分	0分
吸烟				红				窗户			
喝水				黄				椅子			
跑步				蓝				点灯			
睡觉				绿				桌子			
摔倒				黑				床			

身体	2分	1分	0分	身体	2分	1分	0分	身体	2分	1分	0分
耳朵				中指				右耳			
鼻子				胳膊肘				左眼			
肩膀				眉毛				左拇指			
眼睛				小指				右手腕			
手腕				拇指				右中指			

3. 口头指令

指令	总分	评分
（1）把手举起来	2	
（2）闭上眼睛	2	
（3）指一下房顶	2	
（4）指一下门，然后再摸一下窗户（2、2、2）	6	
（5）摸一下铅笔，然后再摸一下钥匙（2、2、2）	6	
（6）把纸翻过来，再把梳子 放在纸上面（4、2、4）	10	
（7）用钥匙指梳子，然后放回原处。（5、5）	10	
（8）用梳子指铅笔，然后交叉放在一起。（5、7）	12	
（9）用铅笔 指纸一角，然后 放在另一角处（2、4、2、4）	12	
（10）把钥匙 放在铅笔和梳子中间，再用纸盖上。（2、10、6）	18	
总分		

三、阅读（占 17.1%）

1. 视 – 读

"请您念一下这些字。"（每字 1 分）

明、妹、肚、鸭、动、村、和、砂、睛、转

2. 听字 – 辨认

"请您指出每行字中我念的是哪一个，并指出那一行。"（每字一分）

目标词	备选词					得分
	17	74	14	47	407	
（水）田	由	甲	申	电	田	
（喝）水	永	水	本	木	术	
成（功）	戊	成	戌	咸	威	
唱（歌）	倡	昌	唱	畅	常	
（棉）被	背	被	披	怀	倍	
（铅）笔	币	必	笔	必	毕	
（电）灯	登	灯	邓	瞪	等	
（您）好	佳	良	棒	冠	好	
坏（人）	次	差	坏	下	未	

3. 字 – 画匹配

"请您念一下每个词，再指出画上是哪一个。"如果读不出来，亦要求指出。每项正确反应给 1 分。

图画	朗读	配画	图形	朗读	配画	动作	朗读	配画	颜色	朗读	配画
钥匙			圆形			喝水			黑		
铅笔			方块			跑步			红		
火柴			三角			睡觉			黄		
梳子			螺旋			吸烟			绿		
菊花			五星			摔倒			蓝		

4. 读指令，并执行

内容	朗读	执行	言语特征
（1）闭眼	1	1	
（2）摸耳朵	1	1	
（3）指门，再指出窗户（1、2）	3	3	
（4）先摸铅笔，后摸钥匙（2、2）	4	4	
（5）用梳子指铅笔，然后交叉放在一起（3、3）	6	6	

5. 读句选答案填空

句子	答案	评分	
（1）苹果是（　）的	原的、圆的、圆圈、方的	2	
（2）解放军带（　）	呛、枪、强、仓	2	
（3）老王修理汽车和卡车，他是（　）	清洁工、司机、机器、修理工	6	
（4）孙悟空本领高强，会七十二变，若不是（　），唐僧怎管得住他	想取经、紧箍咒、如来佛、猪八戒	10	
（5）中国地大物博，人口众多，但是人均可耕地少，因此，应该珍惜（　）	经济、水源、承包、土地	10	

四、书写（占14.3%）

1. 写姓名（3分）、地址（7分）。

2. 抄写（每字1分）　北京是世界文明的都市。

3. 系列书写1~24（连续正确记1分，共20分）

4. 听写（34分）

（1）偏旁

立人（1分）	言（1分）	提手（1分）	走之（1分）	土（1分）

（2）数字

7（1分）	15（1分）	42（1分）	193（2分）	1860（2分）

（3）字

火柴（1分）	铅笔（1分）	嘴的口（1分）	方块（1分）	黄颜色（1分）

（4）词

梳子（2分）	钥匙（2分）	睡觉（2分）	跑步（2分）	五星（2分）

5. 看图写字（每图2分，共20分）

6. 写病情（共6分）

ABC 法评定结果总结表

口语表达							听理解			阅读							书写					
信息量	流利性	系列语言	复述	命名			是否题	听辨认	口头指令	视读	听字辨认	字画匹配		读指令执行		填空	姓名/地址	抄写	听写	系列书写	看图书写	自发书写
				词命名	反应命名	颜色命名						朗读	理解	朗读	理解							

3. 北京医院汉语失语症检查法 此检查法是王新德、高素荣等人提出的，于1994年进行了修订。其中包括口语表达、听语理解、阅读、书写几大项目的检查，并有自己的评分标准。

4. 汉语波士顿失语症检查法 此检查由河北省人民医院康复中心将波士顿诊断性失语症检查翻译和按照汉语特点编制而成，并应用于临床，已通过标准化研究，证实其客观有效。

(三)失语症计算机评定法

国内的计算机语言评估与训练系统大多由我国自主研发而成。目前临床上较为常用的计算机语言评估与训练系统大部分采用双屏设计，内置语音导航、语音识别、手写识别等多种智能模式和生物反馈模式，系统还有闹钟、计时、计数功能，支持多语音平台。适用于失语症、构音障碍等言语障碍的评估与训练。系统组成上亦大同小异，一般均由病历系统、评测系统、训练系统、分析系统等组成。

国内临床常用的失语症计算机评估软件是根据现有的国内外常用评定检查法结合汉语和计算机应用的特点设计而成。随着计算机技术的发展与应用，国内失语症计算机评估软件越来越趋于成熟。绝大部分临床应用的评估软件均可完成病历管理、评估、诊断、定制个性化的康复计划等程序化的任务。失语症计算机评定法的优点是评估过程严谨，评估结果量化客观，系统功能设计较为完善，便于操作，易于使用，从而大大减轻了临床言语治疗师的负担，提高了临床工作效率，而且还实现了评估结果数字化的存储，方便广大学者随时查找需要的数据，为临床治疗及科研保存了第一手资料。

失语症计算机评定法在欧美国家已广泛应用，近年来，在国内亦因其诸多优点而被广大语言工作者广泛应用于临床。

六、失语症严重程度的评定

失语症严重程度的评定，国际上多采用波士顿诊断性失语症检查法（BDAE）中的失语症严重程度分级（表4-5）。在临床上又根据 BDAE 严重程度分级将失语症分为轻、中、重度，其中 BDAE 分级中的4级和5级为轻度，2级和3级为中度，0级和1级为重度。

表4-5　BDAE 失语症严重程度分级标准

级别	症状
0级	无有意义的言语或听理解能力。
1级	言语交流中有不连续的言语表达，但大部分需听者去推测、询问或猜测，可交流的信息范围有限，听者在言语交流中感到困难。
2级	在听者的帮助下，可以进行熟悉话题的交谈，但对陌生话题常常不能表达出自己的思想，使患者与检查者都感到言语交流有困难。
3级	在仅需少量帮助下或无帮助下，患者可以讨论几乎所有的日常问题，但由于言语和（或）理解能力的减弱，使某些谈话出现困难或不大可能。
4级	言语流利，可观察到有理解障碍，但思想和言语表达尚无明显限制。
5级	有极少可分辨得出的言语障碍，患者主观上可能有点困难，但听者不一定能明显观察到。

七、失语症的鉴别诊断

常见失语症类型的鉴别诊断见表4-6。

表4-6　常见失语症类型的鉴别表

诊断	口语的流畅性	听理解	复述	病灶部位
Broca 失语		较好	差	优势半球额下回后部1/3的 Broca 区
经皮质运动性失语		较好	好	在 Broca 区的前方及上方
完全性失语	非流畅	差	差	优势半球侧大脑中动脉分布区，优势侧的额、颞、顶叶区域
经皮质混合性失语		差	好	优势半球分水岭区大片病灶

诊断	口语的流畅性	听理解	复述	病灶部位
Wernicke 失语	流畅	差	差	优势半球颞上回后部 1/3 的 Wernicke 区或在外侧裂的后下缘，以颞上回、颞中回的后半部分为中心区域。
经皮质感觉性失语		差	好	优势半球外侧裂言语中枢周围的广泛病变，但局限于后部的损伤也会出现同样的症状
传导性失语		较好	差	优势半球缘上回皮质或深部白质内的弓状束（目前尚有争议）
命名性失语		较好	好	多在优势半球的角回和颞中回的后部，但目前发现很难找出单一的病灶，该类失语多为散在性损伤引起

八、失语症的评定报告及训练规划

治疗师对患者进行失语症评定后，通过评定结果及其他信息，书写评定报告，以便医生及康复小组的其他成员及时了解患者言语障碍的类型、程度、预后、需要训练的课题、短期目标、长期目标和并发症等情况，使康复小组的其他成员亦能有针对性地为患者提供语言的康复指导。

(一)评定报告书

失语症的评定报告要求内容简明易懂，重点突出，有并发症的应重点记录。不管采用哪种评定方法，评定报告均应重点报告患者的听、说、读、写等方面的情况。报告书格式见表4-7。

表4-7　失语症评定报告书格式

语言评定报告（初次）					
患者：	年龄：	性别：	职业：	利手：	学历：
评定日期：		临床诊断：		言语障碍诊断：	
Ⅰ　大体所见					
1. 失语症					
2. 脑功能低下					
3. 口颜面失用，其他高级脑功能障碍					
4. 现存交流能力					
Ⅱ　检查结果					
1. 语言功能					
听					

语言评定报告（初次）
说
读
写
计算
2. 脑功能检查
Ⅲ 总结
1. 言语障碍种类、程度、类型
2. 合并障碍
3. 预后
4. 治疗计划（长期目标和短期目标）
5. 治疗方法
6. 其他和治疗相关的问题

1. 印象 失语症类型很复杂，要综合语言的全部表现对失语症的类型进行判断。

2. 检查结果

（1）语言功能 失语症需要记录的语言症状有以下几个方面，见表4-8。

（2）其他 简单总结必要的智能检查、构音检查或其他高级脑功能检查的结果。

表4-8 报告书中应记录的要点

项目	内容
听	有无听理解障碍，其水平（单词、短文、口头指示）、内容（高频率语、低频率语、语言的抽象度、文章的构造）是否与话题不同有关；单纯写作和谈话有无差别；检查认知障碍的有无和程度
说	有无自发性言语，其语量是否有一定程度的系列语；说话水平（音节、单词、句子、文章）及其内容（提供的信息量）如何；语言的流畅度；有无错误构音；有无命名困难（迂回、延迟、不能）；有无错语（语音性、词义性、新语）；有无复述障碍，复述水平（音素、单词、句子）如何；有无回响语言、刻板语言；有无语法障碍
读	有无阅读理解障碍，其程度（与听理解相比较）如何；有无影响阅读的因素（运动、视觉）
写	有无书写障碍（自发性书写、抄写、听写）；有无影响书写的因素（运动、视觉、听觉）
计算	是否保留数的概念；笔算水平（加、减、乘、除）；注意因失写（数字）造成笔算水平衡量的失误
并发症问题或可疑症状	有无构音障碍；行为、认知异常；运动、听力、视觉异常
一般问题	有无脑功能低下；注意力是否集中；检查态度（配合、拒绝）如何；耐受能力（疲劳度）；有无可能出现的其他问题

3. 总结 总结患者言语障碍的问题点及推测预后。

（1）总结 失语症的种类、程度、类型以及能够作为诊断依据的语言症状（表4-9）。

表 4 - 9　各种模式程度分级表

Ⅰ　听理解能力

0 级：无障碍

1 级：听广播（天气预报、新闻）、跟少数人说话几乎没有问题，但细节上有漏听的地方

2 级：几乎不妨碍普通日常会话，但复杂内容理解上有困难

3 级：大体上能进行日常会话，但有时漏听重要事情

4 级：能进行简单的会话，但对方不反复说明时，不懂的地方很多

5 级：配合手势进行交流，能理解极短的文章和单词

6 级：无实用性的理解能力

Ⅱ　说话能力

0 级：无障碍

1 级：在日常情况下能大体上较流畅地讲话，但遇到有复杂内容时还显得有些不足

2 级：能简单会话，但长篇表达困难，用片段性言语和单词表达意思

3 级：以单词水平表达实用性意思

4 级：使用的单词很有限，有错误的说话方式，在一定程度上按自己的要求和愿望向对方表明自己的意思

5 级：无实用性会话言语

Ⅲ　读解能力

0 级：无障碍

1 级：小说、传记和一般性杂志能用比正常慢一些的速度阅读，但细节上有漏读的地方

2 级：报纸、短杂志、简单记事（如社会方面记事等）几乎能理解

3 级：简单的短文几乎能理解

4 级：日常用语有 80% 能阅读理解，句子和文章中有很多能理解

5 级：能正确把数字中常出现的字与图对应，有许多单词既能书写也能听懂

6 级：无实用性读解能力

Ⅳ　书写能力

0 级：无障碍

1 级：用文字形式表现（需花费的时间较正常时间长，与对方通过信和写作方式交流几乎无错误，但当内容复杂时还有不足）

2 级：能写短的日记和信，文字语法上有较多错误

3 级：能写短的简单句，能做听写，但写长的复杂文章时很困难

4 级：能写 80% 的日常用语和句子

5 级：能写自己的名字，能完成极有限的单词的听写

6 级：无实用性书写能力

Ⅴ　计算能力

0 级：无障碍

1 级：完全能进行加减运算，复杂的乘除也几乎能完成，但需要较长时间，有时有错误

2 级：完全能进行加减运算，乘除运算能到 99，复杂运算有困难

3 级：可进行简单加减运算，能进行一个题以上复杂加减运算，但乘除运算不能达到 99

4 级：一定程度上能完成简单加减运算，乘除运算不能达到 99

5 级：几乎不能运算，保留数的概念

6 级：丧失数的概念

（2）预后的推测　对每个患者都能正确的判断其预后极不容易，初次评定时推测其预后的目的是要设定今后治疗的出发点。综合判断失语症的类型、程度、原发病、发病经过、年龄、治疗恢复的愿望、合并问题等，对改善其功能极为有利。影响失语症的疗效及预后的因素有：

1）训练开始时间：训练开始时间越早其预后越好。

2）失语症的类型及其严重程度：表达障碍比理解障碍预后好；起病时失语症轻者比重者预后好。

3）并发症：无并发症者预后好。

4）原发病、部位和大小：颅脑外伤比脑卒中的预后要好；脑出血比脑梗死预后好；病灶小者预后较好；单一病灶及非颞顶区的病灶比多发病灶及颞顶区的病灶预后好；初次发病者的预后好于高发者。

5）发病年龄：发病年龄越小其预后越好。

6）利手情况：左利手或双利手者比右利手者预后好。

7）智商：智商高者预后好。

8）性格：外向型性格者预后好。

9）社会环境：家属、同事对失语症患者康复支持的，其预后好；医患关系融洽的，其预后好。

10）患者的个体因素：训练积极及对预后期望值高者的预后好。

4. 失语症的训练目标设定

根据对失语症的评定结果，综合做出分析，推测其预后，设定长短期目标，制订治疗方案。

（1）长期目标　长期目标的设定是对失语症终极预后的推测，即患者最终可能达到的交流水平，主要根据 BDAE 失语症严重程度分级来设定长期目标，见表4-10。

表4-10　不同严重程度失语者的长期目标

程度	BDAE 严重程度分级	长期目标
轻度	4级、5级	改善言语能力，力争恢复就业，满足职业需要
中度	2级、3级	充分利用残存功能，在交流上做到基本自如，满足社区内需求
重度	0级、1级	充分利用残存功能和代偿方法，进行简单的日常交流，尽量满足家庭需要

（2）短期目标　是患者在短期内可能达到或改善的语言功能，是根据长期目标和患者的具体情况选定治疗方案，拟定1周或1个月应达到的进度或水平。一般是以较现有功能提高一个阶段为短期目标，要求达到的目标不能设置太高，不能超出预期水平，见表4-11。

表 4 – 11　失语症的短期目标（举例）

程度	时间	目标
重度	2 周	能运用交流板进行最基本的日常交流，如大小便、吃、喝、睡、起床等
	2 周	能完成高频名词（如苹果、汽车、狗等）的图、图匹配
	1 个月	能运用手势语及姿势语表达简单的意思，如再见、喝水

（二）病案举例

患者，男性，35 岁，企业职工，右利手，本科文化程度，汉族。以言语不利伴右侧肢体活动不利 2 个月入院。

患者于 2 个月前中午午睡起床时，发现右侧肢体不能活动并且不会说话。随即被送当地医院诊疗，诊断为脑梗死。MRI 显示"左侧 Broca 区低密度灶"。入院临床诊断：脑梗死，右侧偏瘫，言语障碍。既往史：平素体健，无特殊病史。

1. 语言功能及相关评定

（1）语言功能

听：能进行日常会话，但对复杂或较长的句子理解欠佳。

说：使用的单词有限。

读：报纸、杂志几乎能理解，阅读比朗读好。

写：写的功能几乎完全丧失。

计算：加减运算完成得较好，复杂乘除运算有些困难。

（2）脑功能　患者脑功能检查显示有轻度认知障碍，无失认失用情况。

2. 总结　诊断依据：①患者损伤部位为左侧额下回 Broca 区；②患者的言语整体来说属于非流畅性；③患者听理解较好，复述稍差，自发言语较差。

3. 失语诊断　Broca 失语。

4. 预后推测　鉴于①患者年轻；②患者理解力较好；③发病时间不太长；④患者训练欲望较强，家属与患者都能较好地配合治疗。所以，患者有较大的改善空间。

5. 设定治疗目标和制订计划

（1）长期目标　使患者能完成日常交流，尽可能回归社会。

（2）初期计划　按照目标制订计划，主要从以下两个方面进行训练。

①全面改善语言功能：主要进行说话能力的训练，书写功能的训练，还需进行唱歌、复述等训练。

②脑功能的改善：患者记忆力、计算力较差，可进行这两个方面的训练。

6. 存在的问题　患者压力过大，引起情绪波动，影响训练进程。同家属交流后，在家属的劝解下，患者情绪有所改善。

项目五 失语症的治疗

失语症是所有言语障碍中最复杂的一种，不仅在听、说、读、写、计算及应用手势等方面表现为不同程度的损伤，也会出现认知功能、记忆、逻辑思维、注意力等的改变。因此，临床治疗上多采用综合性的治疗方法。目前，临床上除了使用传统的治疗方法（如药物治疗、针灸、Schuell刺激疗法、阻断去除法、功能重组法、脱抑制法、交流效果促进法、功能性交际治疗方法、小组治疗等），一些新兴的治疗手段（如计算机辅助治疗、高压氧治疗、经颅刺激疗法等）也被广泛应用于失语症的治疗。

临床治疗上，既要考虑语言康复机制，利用患者感兴趣的治疗手段，充分调动患者存在的康复潜力，又要利用汉语的语言特点，设计易于患者接受的康复方案，还要根据其言语障碍的类型、程度、症状，患者的文化水平，社会背景及其主观需要和客观的实际可能性，选择具有针对性的治疗课题和治疗方法。值得一提的是，治疗方法的选择并非局限于哪一种，而是多种方法的相互补充，并且治疗课题的选择应优先选用日常用语，尽量选择患者感兴趣，与职业或爱好有关的内容。并将治疗课题设计在正答率为20%～50%的水平。治疗内容由易到难，循序渐进，这样才能达到预期的效果。

据相关资料显示，失语症的恢复过程可分为三个阶段：第一阶段（急性期），为最初发病后2周；第二阶段（亚急性期），持续至发病后6个月；第三阶段（慢性期），发病后数月至数年。有资料显示，失语症患者的言语障碍有一定程度的自然恢复能力，据美国国立卫生研究院（National Institutes of Health，NIH）统计，急性脑卒中后失语症的发病率达21%～38%，仅约有20%的患者可以完全恢复。因此，在考虑失语症的疗效时应兼顾自然恢复的部分。对未自然恢复的言语障碍，可进行系统的言语康复治疗，其疗效得到了广大学者们的肯定。

一、失语症的治疗原则

（一）失语症的治疗目的

失语症的治疗目的是促使失语症患者尽可能地恢复语言功能，发挥其潜力，以达到最大限度地恢复日常生活交流的能力。

（二）失语症治疗的适应证及禁忌证

原则上所有失语症都是失语症康复的适应证，但有明显意识障碍，情感、行为异常及精神病患者，重度痴呆，全身状态不佳，拒绝或无训练要求，一段时间训练后已达到相对静止状态者均不适合治疗。

(三)失语症治疗的时间安排

1. 开始时间 原发疾病不再进展,生命体征稳定后 48 小时,即可开始进行早期言语康复治疗(床边),此时患者的 GCS 评分应 > 8 分。当患者能独坐位保持 30 分钟以上时,训练可转移到言语治疗室进行。并使患者及家属充分了解其障碍和训练的有关情况,以便积极配合训练。发病 3 ~ 6 个月为失语症言语功能恢复的高峰期,但对发病 2 ~ 3 年后的患者,如果坚持系统的和强化的言语训练,仍然会有不同程度的改善。

2. 训练中的时间安排 一般来说由专业人员进行的语言训练,最好每周不少于 3 ~ 4 次,每天视患者的病情情况可安排 1 ~ 2 次训练,每次训练时间以 30 ~ 60 分钟为宜。当患者的精神状态良好时,可适当延长语言训练时间(最好不超过 60 分钟);精神状态差时,应缩短训练时间或终止训练。

(四)失语症治疗的环境

言语治疗室应配有隔音设施,避免噪音,以减少对患者听觉的干扰。房间面积不需太大,成年人言语治疗室一般 10 平方米即可。治疗室内的照明、温度应适宜,通风良好。训练时应尽量减少人员走动,以减少对患者的视觉干扰。

(五)失语症治疗的工具

录音机、录音带、节拍器、镜子、秒表、压舌板、喉镜、单词卡、图卡、短语卡、短文卡、动作画卡、情景画卡、各期报刊、书籍、彩色纸张、颜料、各类笔、各类纸、评估表及评估用具等常用物品,有条件的可备电脑语言训练系统、经颅直流电刺激治疗仪、脑电治疗仪、经颅磁刺激治疗仪等。

(六)失语症的训练方式

1. 个体训练 为失语症治疗的主要形式,是指一名治疗师对一名患者的一对一训练方式。此训练方式可使患者注意力集中,情绪稳定,而且刺激条件容易控制,训练课题针对性强,可以及时调整。但该训练方式使患者的交流环境和对象局限且特定,不利于与现实生活的实际情景衔接。

2. 自主训练 是指患者自己进行的语言训练。自主训练中可选择图片或字卡进行命名、造句、书写等练习,可利用录音机进行复述或听写等练习。亦可以用电脑语言训练系统,由言语治疗师进行评价和确定训练程序后,让患者利用电脑进行自主语言训练,也可以在家庭训练中进行。此训练只适合康复欲望高,有较好的自我判断、自我纠正及自我控制能力的患者。

3. 集体训练 选择各种类型的失语症患者,以小组形式进行训练,一般 3 ~ 5 人,由治疗师带领,并可有心理治疗师、作业治疗师、社会工作者、护士等共同参与,设定一课题目标，进行自我介绍、打招呼、唱歌、猜画、击鼓传花、成语接龙等适合群体进行的课题项目。此训练比个体训练更加灵活、轻松，能促进患者的交流能力，患者之间还可进行心理、情绪支持，可有效提高患者的实际交际能力。

4. 家庭训练 是指言语治疗师将评价及制定的治疗计划介绍给患者家属，并通过让家属观察阅读指导手册等方法，教会家属掌握训练技术，逐渐过渡到在家庭中由家属训练患者的治疗形式。

(七)治疗失语症的注意事项

1. 训练中要确保交流效果，即言语治疗师与患者之间的交流必须是有效的，否则根本不可能有治疗效果。

2. 训练中要密切观察患者的病情变化，如有异常，应立即处理。

3. 训练中应尊重患者，让患者对言语障碍有正确的认识，注意正面引导，不要直接否定，以增强患者的自信心，提高训练欲望。

4. 给家属进行针对性的指导，以促进失语症治疗的效果。

5. 注意卫生，防止交叉感染。

二、失语症的综合治疗

(一)以改善语言功能为目的的治疗方法

改善语言功能主要是通过听觉刺激、视觉、手势和文字图案等帮助患者理解语言，以获得有益的语言刺激，其重点是促进理解和表达，其治疗方法有：

1. Schuell 刺激疗法 即舒尔氏刺激疗法，又称传统刺激疗法，是对损害的言语符号应用强的、控制下的听觉刺激为基础，最大限度地促进失语症患者的语言再建和恢复。

（1）Schuell 刺激疗法的主要原则 Schuell 刺激疗法是各种失语症治疗方法的基础，应用最为广泛。其原理很多，但主要的原则为针对患者某一损伤的语言功能，给予某种刺激，使患者做出反应，并对正确反应进行强化，对错误反应进行更正。即刺激—反应—强化，见表 4 - 12。

表 4 - 12　失语症 Schuell 刺激疗法的主要原则

刺激原则	说明
利用强的听觉刺激	是刺激疗法的基础，因为听觉模式在语言过程中居于首位，而且听觉模式的障碍在失语症中也很突出
适当的语言刺激	采用的刺激必须能输入大脑，因此，要根据失语症的类型和程度，选用适当控制下的刺激。在难度上要以使患者感到有一定的难度但尚能完成为宜

刺激原则	说明
多途径的语言刺激	多途径输入，如给予听刺激的同时给予视、触、嗅等刺激（如实物），可以相互促进效果
反复利用感觉刺激	一次刺激得不到正确反应时，反复刺激可能会提高其反应性
刺激应引出的反应	一项刺激应引出一个反应，这是评定刺激是否恰当的唯一方法，其能提供重要的反馈而使治疗师能调整下一步的刺激
正确反应要强化	当患者对刺激反应正确时，要鼓励和肯定（正强化）
修正刺激	得不到正确反应的原因多是刺激方式不当或不充分，要修正刺激

（2）Schuell 刺激疗法的治疗程序　依照刺激疗法的原则设定治疗程序。内容包括刺激条件、刺激提示、评价及反馈。利用听觉、视觉和触觉等刺激，但应以听觉刺激为主的刺激方式来完成治疗课题。对于重症患者常采取听觉、视觉和触觉相结合的方式，然后逐渐过渡到听觉刺激。治疗课题的选择必须由评定结果来确定，其中应考虑到患者日常生活交流的需要以及个人的背景和兴趣爱好，其难易程度应该遵循由易到难，循序渐进的原则。在给患者一个刺激后，应引出患者的一个反应，当患者正答时应给与正强化，误答时应给与负强化。当患者在设定的时间内无反应或部分正答时，需要进行提示，提示可用描述、手势、词头音和文字等方法。治疗中应对患者的反应做客观的记录，记录时延迟反应的正答和自我更正均记为正答。治疗课题连续 3 次正答率大于80%以上时，可更换或升级治疗课题；连续无反应或误答且提示无效时，应降级治疗课题。

（3）治疗课题的选择　①按语言模式和失语程度选择训练课题。原则上为轻症者可直接以改善其功能为目的，重症者放在激活其残存功能或进行实验性治疗上，详见表4-13。②按失语症类型选择训练课题。各类失语症训练的重点课题详见表4-14。

表4-13　不同语言模式和失语程度的训练课题选择

言语症状	障碍程度	训练课题
听理解	重度	词、图或词、文字匹配，是、非反应
	中度	听短文做是或非回答，正误判断，执行口头命令
	轻度	在中度的基础上，文章更长，内容更复杂
口语表达（说、朗读）	重度	复述（音节、单词、系列语、问候语），称呼（日常用词、动词、命名、读单音节词）
	中度	复述（短文），读短文，称呼，动作描述（情景画、漫画说明）
	轻度	事物的描述，日常谈话
阅读理解	重度	字、图或词、图匹配（日常物品、简单动作）
	中度	情景画、动作、句子、文章配合，执行简单的文字指令，读短文回答问题
	轻度	执行复杂的文字指令，读文章后回答问题

言语症状	障碍程度	训练课题
书写	重度	临摹、抄写、自发书写（姓名）、听写（日常生活用品单词）
	中度	听写（单词、短文），动作书写
	轻度	听写（长文章），描述性书写、日记、信件
计算	重度	数的概念，一位数加减法
	中度	增加位数及乘除计算
	轻度	应用题、计算题、钱的计算

表 4 - 14　不同类型失语症的训练课题选择

失语症类型	训练课题
命名性失语	口语命名，文字称呼
Broca 失语	口语表达，文字表达
Wernicke 失语	听理解，复述，会话
传导性失语	复述，听写，看图说话
经皮质感觉性失语	以 Wernicke 失语课题为基础
经皮质运动性失语	以 Broca 失语课题为基础
完全性失语	视觉理解、听觉理解、口语表达、实用交流（手势、交流板的应用）
经皮质混合性失语	以完全性失语课题为基础

2. 功能重组法　此方法是 Luria 创建的。Luria 认为损伤干扰了功能系统，而功能恢复则是通过对功能系统残存成分的重新组织或再加上新的成分，而产生出一个适合于操作的新的功能系统。即利用外部手段的功能代替受损功能，使意识化的手段在反复运用中渐渐内在化、自动化。其功能重组法分为系统内重组（intra systemic reorganization）与系统间重组（inter systemic reorganization）两种。

（1）**系统内重组**　是指受损的功能系统内的各因素重组。有两种方法：①将受损的功能降下一级水平进行训练，以减少障碍效果，如对重度运动性失语症患者的表达训练内容多为日常常用词水平之下的构音动作或容易完成的音节；②逐渐对障碍活动进行有意识地分析。

（2）**系统间重组**　为最有代表性的功能重组法，即运用正常的功能系统来协助受损功能系统的改善。

3. 阻断去除法　Weigl 主张失语症患者的语言能力是基本上保留着的，只是运用语言的能力受到阻断，通过训练能使患者重新获得语言的运用能力。阻断去除法是 Weigl 在 20世纪 60 年代提出的建立在简单再学习机制假设上的言语治疗方法。此方法是基于功能重组的理论，用刺激来促进神经系统的功能重组。具体方法为：将未受阻断的较好的语言形式中的语言材料作为"前刺激"，引出另一语言形式中有语义关联的语言材料的正反应，而使"阻断"去除。强调不让患者有意识地注意学习的内容是什么，而在训练设计上，前刺激所运用的语言材料应与需去除阻断的语言材料在语言功能上有某种关联，并要求前刺激的语言形式应是完整保留的。

阻断去除法的具体操作有单纯法和连锁法两种。单纯法为去除阻断的语言材料，直接或间接地包含在前刺激中。特定的前刺激与需要去除阻断的语言形式的单纯组合即为连锁法。一般来说，单纯法见效快，但持续时间短；连锁法因多种功能的参与，效果好且持续时间长。

阻断去除法比较适合治疗完全性失语等大脑语言功能区损伤严重的失语症。

4. 非自发性言语的自主控制　以失语症患者在非自主状态下产生的词语作为语言康复的基础，促使自发性词语正确反应的建立并让其进一步扩展，以达到自主控制的水平，有文献报道此方法主要用于皮质下失语症患者。

5. 旋律语调疗法　研究者发现音乐可以激活双侧大脑半球，口语表达和音乐有部分的共同激活区，口语表达的重音、音调和旋律模式是由右侧大脑半球控制的，熟悉的旋律可帮助我们回忆起已被遗忘的歌词或场景。旋律语调疗法就是将歌唱与语言有机地结合起来，以语言中音乐的成分（旋律、韵律和重音），通过患者未受损的歌唱能力来促进语言输出的一种治疗方法。旋律语调疗法包括两方面的内容：

（1）用一些富有旋律的句子做吟诵训练，通过夸张的旋律、音律和重音，引导患者运用唱歌的方式来控制发音，促进语音清晰度，诱导患者表达目标言语。如此反复持续性地进行训练，从而使患者完成从唱歌到目标言语的产生。

（2）训练的同时让患者用左手根据旋律、韵律有节律性地轻拍击，使患者充分体会音乐的韵味。有研究表明，旋律语调疗法可以促进非流畅性失语症患者恢复语言表达功能，特别是在口语语量、流畅性及语言输出信息的正确率等方面都具有明显的作用。可能与激活右脑运动功能区的同时也激活了右脑的语言口语表达镜像区，并通过胼胝体等使语言功能的网络结构重新建立有关。主要应用于重度失语症及其他言语治疗效果不显著的患者，也有对重度感觉性失语取得显著疗效的报道。

（二）以改善日常生活交流能力为目的的治疗方法

改善日常生活交流能力的目的是使失语症患者最大限度地利用残存交流能力，与别人发生或建立有效的沟通，尤其是日常生活交流能力。其治疗方法有：

1. 交流效果促进法（promoting aphasics communication effectiveness，PACE）　其目的是利用接近实用交流的途径来刺激患者。信息在治疗人员和患者之间双相交互传递。治疗人员和患者处于同等地位，两者都是信息传递者，同时又是信息接受者。在进行新信息交流时，允许患者自由选择其他传递信息的方法，如手势、绘画或书写，使患者尽量调动自己的残存能力来提高交流技能。此法适用于各种类型及各种程度的言语障碍患者，尤其适用于重度失语症患者，亦可用于小组治疗或家庭训练。

其操作方法是：将一叠图片正面向下扣置于桌上，治疗师与患者交替摸取，但不让对方看见图片的内容，然后利用各种表达方式（如呼名、叙述、姿势语、书写等）将信息传递给对方。接受者通过重复确认、猜测、反复质问等方式进行适当反馈。采用 PACE 训练法时，如果患者不乐意，甚至反感、抗拒，或经过训练，患者的语言能力已经超过应用此方法训练的水平时，应及时停止。

2. 功能性交际治疗（functional communication therapy，FCT） 功能性交际治疗的目的是使患者重新建立沟通的能力，其侧重于如何进行有效的沟通。在进行功能沟通治疗时，充分利用各种沟通形式和任何未受损的能力（如书写、姿势语、口语）来加强沟通效果。该疗法应用日常活动有关的信息，可提高患者的表达能力，以满足生理和心理的需要。FCT 侧重于日常的交往活动和信息交流，其不同于传统的侧重语言学刺激——反应活动，FCT 也是传统言语治疗的补充形式。其重点放在恢复重要的日常交流技能，而语言只是一方面。

其方法是：①消除不恰当交流行为；②与患者建立交往伙伴关系，其目的是增加患者的语言输出；③交往技能的转移，其目的是将患者从病房、家庭逐渐转移到室外或社会环境中去；④训练有关人员，对患者的家庭成员介绍治疗原则和方法，促进患者与家人之间的交流，以提高疗效。

3. 小组治疗 小组治疗起源于第二次世界大战后，当时大量的颅脑损伤致言语障碍的患者从战场返回，由于缺少专业人员，因而建立了小组治疗。小组治疗是指将言语障碍的患者，根据其不同情况编成不同小组，开展多项语言训练的活动形式。

小组治疗的目的：①言语治疗：对某些患者采取由治疗师指导、控制，治疗内容确定的活动，这种活动只用于直接治疗，其他患者则在小组成员之间相互交流；②过渡：为患者接触实际生活问题做准备；③维持：直接一对一治疗结束后，一周一次或一月一次的小组治疗可维持正在恢复的语言功能；④支持：有患者和家庭成员共同参加的讨论，使家庭成员更清楚地了解患者的主要障碍，并获得心理和治疗的支持。

小组治疗的作用：①语言应用时患者之间的相互影响；②提供社会语言环境；③患者之间可互相获得情感支持和鼓励；④患者可尝试语言交流，并可取长补短。

因为小组治疗是患者逐渐接近日常交流的真实情景，通过相互接触，减少孤单感，学会将个人训练的成果在实际中有效地应用。所以，到目前为止，小组治疗仍然是一种得到广泛认可的训练方式。

(三)针灸治疗

1. 针灸治疗的机制 头针具有疏通经络、调节阴阳的作用，可使失语者的脑循环功能障碍得以改善，能促进脑功能的代偿作用，重建语言活动的神经环路。舌穴治疗失语症的机理尚不明确，有学者认为，直接针刺舌体穴位，通过局部刺激反射性的作用，促使大脑皮层形成功能代偿，从而改善语言功能。间接针刺舌体，经吞咽神经、迷走神经、舌下神经反射性传入延髓相应的神经核，并进一步投射到大脑皮层，可调整神经并促使大脑皮层功能重组，从而促进语言功能的恢复。

2. 腧穴选择

（1）舌穴 包括直接针刺舌体、间接针刺舌体、针刺舌底部穴位三种方法，要求施强刺激手法，使针感到达舌根部或咽喉部，最好出现舌体抽动。

（2）头穴 头针可治疗各种中风失语症，一般根据大脑语言功能定位的相应投影区来取穴。

（3）体穴 选用传统体穴治疗中风失语，可选取哑门穴，或用针刺颈交感神经法治疗中风失语症，进针点相当于人迎穴，也有学者取内关、人中（水沟）、三阴交，亦可取上星、百合、风池、印堂、通里、天柱等传统体穴。

（4）综合取穴 体穴取廉泉、增音、哑门；头穴取言语功能区，均取左侧为主；舌穴取舌下，舌下腺小管开口处，或金津、玉液，以及舌面分布的心、肾区。

(四)计算机辅助治疗

国内的计算机语言评估与训练系统在失语症的评定中已作简单介绍。随着计算机技术的发展与应用，国内失语症计算机训练软件越来越趋于成熟。我国临床常用的失语症计算机训练软件是根据汉语和计算机应用的特点进行自主研发的。目前绝大部分临床应用的训练软件均能提供多通道引导式训练、全程语音支持、多语音平台支持、单双屏自动支持、训练作业精确控制、训练提示梯次控制、全程可视反馈、训练再现、训练库扩展、医患互动交流等功能。临床实际操作中可满足听理解、言语表达、阅读及阅读理解、文字表达训练、音乐训练、构音训练、计算机辅助视觉交流等训练内容的需要。并且均能提供训练结果、文字、语音、图像、视频录像等多种形式的全程训练反馈记录，再现训练现场数据，为科研工作保留一线数据。

失语症计算机训练软件是一种功能完善、操作简便、扩展灵活的失语症训练工具。实际应用中可以根据患者的需要对治疗作业进行控制，根据患者的反应，可通过软件程序来改变训练作业的难度，使训练作业适合不同的患者。还可以利用语言交流辅助系统软件帮助患者进行语言交流，且能通过互联网完成远程治疗服务。与传统的治疗方法相比，计算机治疗能将图像、声音、动画有机结合起来，具有图、文、声并茂，形式多样，内容丰富多彩,信息量大的特点。使患者从枯燥、单调的语言训练中解脱出来,最大限度地激发患者的语言潜能,引起患者训练的兴趣。还能精准、及时地处理患者训练中的大量信息。这些不仅方便了失语症的治疗,也提高了失语症的治疗效果,还减少了临床言语治疗师的工作强度,能有效提高治疗师的工作效率。

(五)非侵入性经颅刺激技术

目前,非侵入性经颅刺激技术由于其在脑部功能研究及治疗方面的有效性、易操作、价格低廉等优势,已受到广泛的关注。经颅磁刺激与经颅直流电刺激就是其中较为典型的两种方法。

1. 经颅磁刺激(transcranial magneticsti mulation,TMS) TMS 是一种利用磁场作用于中枢神经系统(主要是大脑),改变皮层神经细胞的膜电位,使之产生感应电流,影响脑内代谢和神经电活动,从而引起一系列生理生化反应的磁刺激技术。

2. 经颅直流电刺激(transcranial direct current stimulation,tDCS) tDCS 是一种非侵入性的,利用恒定、低强度直流电(1~2mA)调节大脑皮层神经元活动的技术。

(六)高压氧治疗

大脑代谢依赖于血液循环持续的供应,而且血中氧分压的高低及血供是否充足,也可直接影响脑细胞代谢及其功能。因此,优势半球脑损伤后,语言功能区的脑组织因缺血缺氧也同样会影响患者的语言功能。失语症就是优势半球脑损伤所致的常见语言功能障碍之一。失语症不仅与病灶部位有关,而且失语症与脑皮质语言区的脑血流灌注量降低也有密切关系。目前,已有大量的研究表明,高压氧治疗对失语症的康复有促进作用。其机制可能是高压氧能迅速提高氧分压,增加脑组织的氧含量和储氧量,恢复脑组织的有氧代谢,使血氧弥散半径增加,促进毛细血管再生和加快侧支循环的形成,能增加脑皮质语言区的脑血流灌注量,可有效纠正脑组织的缺氧状态,从而改变了因脑组织缺血缺氧而导致的脑损伤和功能障碍。另外,高压氧通过对正常脑血管的收缩作用和对缺血组织血管的扩张作用,可降低颅内压,促进脑水肿的消散,从而能保护病灶周围缺血半影区内的神经细胞,可减少脑组织的坏死灶。此外,高压氧还能活化无效的神经元,有利于语言中枢结构的重建,而且高压氧通过对缺氧的纠正,直接或反射性地影响损伤区域脑组织的功能细胞,调整言语中枢内脑细胞的兴奋抑制过程,使受损部位的言语形成过程逐渐恢复,从而可促进失语症的康复治疗。

三、失语症的对症治疗

失语症的对症治疗是失语症康复中的主要方法之一。

（一）听理解训练

失语症患者都会存在不同程度的听理解障碍，在其他治疗项目进行前，首先应进行听理解训练。听理解训练以言语刺激促进法为核心。

1. 语音辨识　对有语音辨识障碍的患者，让患者从事先录好的声音（每组一个或多个词语音，余为社会自然音，如狗叫、鼓掌声、哭声、汽车鸣笛声、雷声等）中分辨出词语音。

2. 词的听理解

（1）听词指图　以词与图的匹配形式，治疗师将若干张图片摆放在桌面上，说出一单词的名称，令患者指出所听到单词的图片。在听词指图训练时应根据患者的评定结果，选择适当的刺激条件，如重度听理解障碍者先从常用词、高频词开始，摆放图的数量也从二分之一选择逐渐增加。其提示方式以文字、绘画、手势等非言语提示为主，轻度者以单一提示为主，重度者需用多种提示。提示可采用视觉逻辑法、情景展示法、手势方法等进行。

视觉逻辑法：如给患者端上水，并将药放到患者的手上，对患者说"吃药"，患者虽不能理解"吃药"二字之意，但从逻辑上会理解你是让他或她吃药。

情景展示法：如一家人进餐时，将患者的"筷子"放到患者能看到而拿不到的地方，其他人开始进食，视觉刺激下，患者通常会主动索要筷子，当患者用手指筷子时，用重音且多次询问："筷子？""筷子？"（不要问"你要筷子吗？"以免增加难度）待患者点头后再给，在此情景下，患者已理解语音"筷子"所对应的实物为"筷子"了。

手势方法：如让患者理解"喝水"时，用手做"喝水"的动作。

（2）听语记忆广度扩展　又称系列指点训练，治疗师将若干张图片摆放在桌面上，每次说出2张或2张以上卡片的内容，让患者按先后顺序指出所听到的单词对应的图片，或用情景画、扑克牌等进行。如听词"苹果、飞机、红桃A、梅花5"等。

（3）单词与文字匹配训练　针对文字理解能力保留的患者，可应用阻断去除法，可用文字作为"前刺激"以增强训练效果和提示，如复述词、单独读词、按顺序把词排列在句子中。

3. 句篇听理解　以语句或短文叙述情景画的内容，令患者指出对应画面，或让患者听一段故事后，再回答相关问题，或做"是"或"非"反应，如：下雨了吗？鱼能吃吗？

4. 执行口头指令　说出一个动作指令，令患者完成动作，并逐渐增加指令的难度，从一步指令（如"闭上眼睛"）循序渐进到多步指令（如"闭上眼睛，张开嘴，然后伸出一个指头"）。

（二）口语表达训练

1. 语音训练　在语音辨识训练基础上，运用非自主性言语的自主控制法及功能重组法。如患者会说"a、a、a"的音，可以扩展教其说"阿姨""阿婆""阿叔"等。

2. 自动语训练 利用序列语（如1、2、3……）数数，逐日增加3~5个数字，由1~21，每日必须掌握规定的数字，不宜过快或过多增加。可用唱熟悉的歌曲等来引导出言语。

3. 复述训练 根据患者复述障碍的程度来选择复述的方法，如直接复述（单音节、单词、词组、短句、长句、绕口令等）、看图或实物复述、重复复述、延迟复述等。先教其复述最易发出的音（如元音"a、o、e"），然后教辅音，从双唇音开始（如"b、p、m"），能发这些音后，将已学会的辅音和元音结合（如"ba、pa、ma、fa"），熟练掌握后，采取元音+辅音+元音的形式继续训练，最后过渡到训练单词和句子。

4. 命名训练 用图片或实物让患者呼名。如有困难，可给予词头音、姿势语、选词、写字、复述等提示。亦可利用关联词（成语、谚语、诗词等）引导。如让患者命名"太阳"，直接呼名不能时，可用"东方红，太阳升"这句歌词诱导其说出。另外，在命名训练中，还可用迂回言语描述来诱导患者说出目的音，如让患者命名"笔"，直接呼名不能时，治疗者可用"这是会写字的……"来诱导患者说出"笔"。也可运用阻断去除法，再建命名回忆。

5. 叙述训练 根据失语症的严重程度，可行情景画叙述、提问叙述等叙述训练。叙述训练时，如患者出现错语、呼名错误、语法错误等，不要中断患者，应在叙述完成后给予纠正。当患者出现叙述困难而中断时，可给予提示，让其继续。

6. 语法训练 针对失语症患者在口语或者书面语表达过程中的语法缺失，主要是利用促进语法结构建立的技术来恢复，如利用刺激疗法、阻断去除法等，也可以利用再学习的方法，就像我们初学汉语时一样，先教主、谓、宾结构，再教形容词、介词、副词、连词等在句子中的用法。先易后难，循序渐进。

（1）利用刺激疗法，下面举例应用刺激疗法训练语法缺失者完成主、谓、宾结构。

治疗人员出示画有"男孩吃苹果"的图片问患者："这张图片上画的是什么？"

患者答："小男孩。"

治疗人员边做"吃"的动作边问："小男孩干什么？"

患者答："小男孩吃。"

治疗人员手指苹果问："小男孩吃什么？"

患者答："小男孩吃苹果。"

治疗人员正强化："这张图片上画的是什么？"

患者重复："小男孩吃苹果。"

（2）利用阻断去除法，下面举例应用阻断去除法训练语法缺失者。

治疗人员出示画有"小女孩"的图片问患者："这张图片上画的是什么？"

患者答："小女孩。"

将图片摆在患者面前，又出示画有"洗"的图片问患者："这张图片上画的是什么？"

患者答："洗。"

将图片又摆在患者面前，再次出示画有"苹果"的图片问患者："这张图片上画的是什么？"

患者答："苹果。"

将图片再摆在患者面前，然后治疗人员手指患者面前的三张图片并要求患者依次说出内容，反复训练，当患者熟练说出"小女孩，洗，苹果"时，更换其中宾语成分（"苹果"换成"葡萄"）的图片，组句说"小女孩，洗，葡萄"，也可更换谓语成分（"洗"换成"吃"），组句成"小女孩，吃，葡萄"，更换主语成分（"小女孩"换"小男孩"），组句成"小男孩，吃，葡萄"。如此，反复强化。当患者能完成简单的主谓宾结构后，可适当增加其他句子成分。

7. 日常生活能力交流训练 此训练应根据患者语言功能的实际情况进行。可用一些日常生活方面的问题或患者熟悉的事件或人物进行提问，如问："你早上吃饭了吗？""早上吃了什么？""你有几个孩子？""你的孩子是男孩吗？"等，或指陪护问"他叫什么名字"。训练时可给予适当的提示。

重症失语症患者因口语及书面语的障碍，严重影响了语言交流活动，使其不得不将姿势语、画图、交流板或交流手册、电脑交流装置等非言语方式作为最主要的代偿式交流手段，因此对重症失语症患者进行交流能力训练时，为了达到有效的交流水平，需要对患者进行相关训练，使其能正确、灵活地运用这些代偿工具。

（1）姿势语训练（如手势、点头、摇头等） 因姿势语在使用方面不受时间、地点、内容等方面的限制，所以利用姿势语交流的代偿方式是所有重症失语症患者的首选。姿势语的训练可利用听理解、阅读理解等残存的语言能力来诱导。

1）口语及文字表达严重障碍但听理解部分保留者的姿势语训练：治疗师边说名称边做动作→治疗师说名称并与患者同时做动作→患者模仿动作→听动作名称后，患者单独做动作→自行用动作回答相应问题→自行用动作表达自己的需求。

下面是训练一位口语及文字表达严重障碍的重症失语症患者使用手势语"喝水"来交流的范例。

将一杯水或一张画有茶杯的图片，放在患者面前，治疗者一手指水杯说："喝水。"另一手做"喝水"的动作（多做几次），当患者尝试跟做时，立即给予正强化；治疗者说"喝水"的同时，一边做"喝水"动作，一边端起茶杯让患者喝水，反复训练后，撤出实物（放到患者看不到的地方）或图片，治疗者仍和患者一起做"喝水"的动作，训练中，治疗者逐渐退出，让患者自行做"喝水"的动作，患者每单独完成一次就拿出水杯让其喝水一次，反复强化，直至患者能将"喝水"的动作演变成交流信号为止（即当患者想喝水时，能主动用"喝水"动作来表示）。

此项实训中，虽然患者有可能并未接受语言刺激，但通过视觉器官的输入信号亦能让患者理解手势语，从而达到交流的目的。

2）对于口语及文字表达严重障碍但阅读理解部分保留者，虽可用文字交流板交流，但因姿势语在使用方面不受时间、地点、内容等方面的限制，所以姿势语的代偿方式仍是首选。

利用文字指令训练姿势语的方法：医者和患者同时阅读文字指令→医者做动作→医者和患者同时看文字指令做动作→患者单独看文字指令做动作→患者自行用动作表达自己的需求。

（2）交流板的应用　交流板适用于重度表达障碍患者。设计交流板时，言语治疗师应根据患者的具体情况和未来交流的实际需要，选择设计替代言语交流的一些方法。目前国内常用且简单易行的有图画板（举例见图4－2）、词板（举例见图4－3）、句子板（举例见图4－4）、复合板（举例见图4－5）等。图画板上画有多幅日常生活活动的画面，对于文化水平较低和失去阅读能力的患者会有帮助。词板和句子板上有常用词和句子，有些句子板还可以在适当的位置上留有空间，为患者书写一些信息。词板、句子板适用于有一定文化水平且阅读理解较好者。无论哪种交流板，首先应满足患者最基本的生理需求（如饮食、饮水、睡觉、大小便等），其次才扩展到活动（如外出晒太阳），爱好（如看书），以及常用信息（地址、电话号码等）、亲友照片等，如阅读理解能力相对较好时，可以在交流板上补充一些文字。制作完成后，可训练患者建立运用交流板的意识以及在交流中运用交流板的技巧。

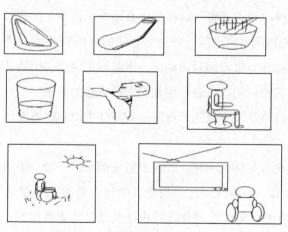

图4－2　简单的图画交流板

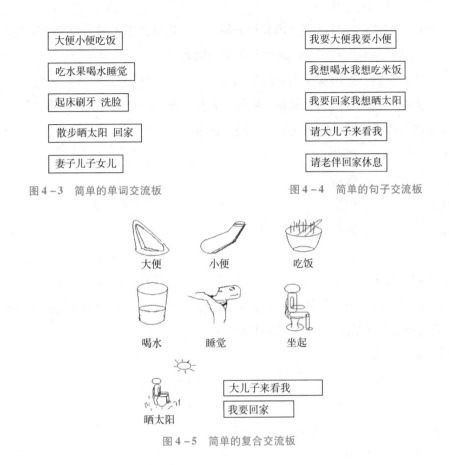

| 大便小便吃饭 |
| 吃水果喝水睡觉 |
| 起床刷牙 洗脸 |
| 散步晒太阳 回家 |
| 妻子儿子女儿 |

图4-3　简单的单词交流板

| 我要大便我要小便 |
| 我想喝水我想吃米饭 |
| 我要回家我想晒太阳 |
| 请大儿子来看我 |
| 请老伴回家休息 |

图4-4　简单的句子交流板

大便　　小便　　吃饭

喝水　　睡觉　　坐起

晒太阳　大儿子来看我　我要回家

图4-5　简单的复合交流板

(三)阅读理解和朗读训练

1. 阅读理解训练　阅读理解是通过视觉器官接受文字符号的信息，再经过大脑将接受的文字符号加工成我们约定俗成的文字符号的过程。阅读理解障碍的轻重程度是由大脑损伤的程度决定的，因此，失语症患者阅读理解障碍的轻重表现各不相同，在进行阅读理解训练前，必须通过认真的评估来获得患者阅读理解的水平（视觉匹配水平、单词水平、词组水平、语句及篇章水平），然后根据评估结果来选择合适的训练材料。训练时应当遵循由易到难，循序渐进的原则。训练中可采用读音、非言语等提示方法。

（1）词的辨识和理解　根据患者残存的词辨识和理解能力，选择适当的视觉匹配作业和阅读理解匹配作业来进行训练，以加强患者辨识和理解词的能力。

1）视觉匹配作业　如字字匹配、词词匹配，让患者从一系列字形相同的字或词中选出与所拿字或词卡相同的字或词。此种作业不需要理解词义，只需要有辨认相同、相似图案的能力。一般要求达到100%的正确率，才能进行其他匹配作业。重症患者应从1/2选择开始训练，逐渐增加难度。

2）词理解作业　让患者进行词与图匹配、图与词匹配、贴标签作业、词汇分类作业、词义联系作业（同义词、反义词、语义相关词）等，以增强患者对词与物的联系，加强患者对文字词义的辨别和理解能力。词理解作业举例如下：

①分类作业举例：选出水果类的词汇。

香蕉　火车　猴子　太阳　黄瓜　葡萄　老虎　萝卜　苹果　大象　飞机

②词义联系作业举例：将语义有联系的词连线。

病人	果盘
电脑	餐椅
学生	医院
餐桌	键盘
水果	老师

（2）句子的辨识和理解　句子的辨识和理解可通过词与短语匹配、执行文字指令、找错、问句的理解、双重否定句的理解、给句子加标点符号、组句等课题来进行训练。

1）词与短语匹配举例：选择适当的词填空。

①病人来医院找　　　　　　　　②水壶是用来装

③教学生的人是　　　　　　　　④饿了应该吃

老师　食物　水　医生

2）执行文字指令举例：请完成文字命令。

①先张开嘴，然后闭上眼睛。　　　②站起来。

3）找错举例：改错。

①鱼走了。　　　　　②苹果吃人。

4）问句的理解举例：看字回答问题。

①你爱吃苹果吗？　　②你是老师吗？

5）双重否定句的理解举例：按语句的意思选句填空。

①我不是不想去医院。

我想去医院　　　　我不想去医院

②我不能不吃饭。

我吃饭　　　　　我不吃饭

6）组句举例：将下列词组成句子。

①吃饭　小明　明天　回家　将

②的　回来　从　明天　北京　女儿　他

（3）语段、篇章的理解

运用概括阅读段意、语句组段等进行语段阅读训练。当患者对单一语段的理解达到

80%的水平时，就可将阅读材料增加两三个语段，再逐步增至篇章的理解。训练方法可运用让患者逐段分析、总结阅读材料等。

2. 朗读训练

朗读障碍常与口语表达障碍并存，一些患者的朗读障碍较口语表达障碍更明显，其治疗的目的不仅为了改善朗读能力，亦可作为改善口语表达的辅助方法。朗读障碍的治疗应在阅读理解的基础上进行，充分利用图画及汉字构字特点，依据失读的不同类型及症状，抓住形、音、义的关系，灵活处理。每次训练时，均让患者阅读训练内容后再行朗读训练。朗读训练时，治疗师要灵活运用教读、陪读、延迟读、自行读等方法，亦可应用计算机辅助治疗。

（四）书写训练

书写是一个复杂的过程，其不仅涉及语言的本身，而且还需视觉、听觉、运动觉、视空间功能等联合运作才能完成，因此，在制订书写障碍训练方案时，要兼顾每一种影响书写能力的因素。

书写训练的课题可设计为三个阶段：第一阶段是临摹和抄写阶段；第二阶段是提示书写阶段；第三阶段是自发书写阶段。根据患者的评定结果，选择适宜的阶段课题进行训练。

1. 临摹和抄写阶段 适合于重度书写障碍、非利手书写者、视空间性失写、中度或重度智力障碍、失用症。此阶段通过临摹与抄写（看图抄写、分类抄写、选择抄写）的练习，可促进视觉文字到复制式书写表达，能加强书写中各器官的联合动作，并能提高患者对文字的理解能力。

①分类抄写举例：将下列词归类。

香蕉　火车　西瓜　苹果　葡萄　电动车　橘子　飞机　梨　自行车

水果：苹果　　　　　　　　　　交通工具：火车

②选择抄写举例：选择适当的词填空。

给患者看病的人是

农民　医生　教师　警察

2. 提示书写阶段 适合轻度或中度书写障碍者、中度智力障碍。此阶段训练按提示要求组织文字，促进患者逐渐向自发性书写过渡。患者书写中可给予笔画或文字卡片等提示。

提示书写举例：按要求填空。

姓名　性别　年龄

3. 自发书写阶段 适合轻度书写障碍者、轻度智力障碍者。此阶段运用便条书写、信件书写、作文等作业来训练患者书写出完整的句子及章节，以促进患者的自发性书写，力求使患者基本能用书写表达。

①便条书写举例：在没有任何提示的情况下，将未完成的语句书写完整。

我买了

②作文举例：作文应从贴近日常生活的题材开始，由易到难，逐渐外延。

我的一天

（五）计算训练

根据失语症计算能力损伤的程度来选择适合的训练内容。重度者从数的概念及认识简单数字（1、2、3……）开始，逐渐过渡到一位数的加减法训练，可选用数手指、数木棍、数图画、数字填空、列算式、数字游戏等方式进行训练。中度计算能力损伤者可增加加减法的位数及进行乘除计算。对于轻度计算能力损伤者可灵活采用钱的计算、应用题等方式进行训练。

四、失语症的分类治疗

（一）汉语失语症分类法

由于失语症的类型不同，所选择的治疗方法也存在差别，需要根据不同类型失语症来选择重点的治疗课题（见表4-14），然后选用不同的言语治疗技术（刺激促通法、功能重组法等），针对患者的主观需要与客观的可能性（长期目标），有的放矢地来实施治疗课题。不可理解为所有失语症患者的治疗课题、治疗技术及治疗方式是千篇一律的。如命名性失语的重点治疗课题是口语及文字命名。下面是用刺激促通法刺激一位患者完成"苹果"口语命名的示例：

治疗者问："这是什么?"（出示苹果图画）

患者："这是圆圆的、红红的、树上结的、能吃的东西。"

治疗者："李子。"（出示李子图画）

患者指李子图画："这个小。"又指苹果图画："这个大。"

治疗者拿出仿真苹果模具并作吃苹果的动作后问："这是什么?"

患者模仿后摇头："不知道。"

治疗者："这是苹……?"

患者："苹果。"

（二）二分法

1. 非流畅性失语的治疗 非流畅性失语者常表现为口语量少，构音费力，语调障碍，无语法结构，并常伴有言语失用；严重的非流畅性失语者甚至表现为哑，其治疗以口语表达训练为主。

（1）言语表达训练　先教患者最易发出的音，如张口元音"ɑ"，双唇音"b、p、m"。再教患者把一个一个的音素、音节（字）组合成词，最后结合成句。也可以利用患者随机产生的声音协助发出更多的音，如患者随机发出了"啊……啊"，便可让其看熟悉阿姨的照片，并用夸张并减慢发音速度的口型引导其发出"阿姨"这个词。

（2）自主言语的训练　让患者用系列语（1、2、3……）、自己姓名等诱导出自主言语。

（3）命名训练　开始时先进行高频词（如苹果、碗、筷子等）的命名训练，逐渐过渡到低频词（如耳垂等）、动词（如起来、跑、睡觉等）、反应性命名（学校最常见到的人）等。

（4）看图说话训练　给患者出示简单的图片，请患者说出图片的内容。这种方法适合于轻度表达性失语者。

（5）描述训练　给患者出示有情景的图画，让患者描述出图画的内容。这种方法适合于轻度患者。

（6）朗读训练。

（7）交流效果促进法训练。

2. 流畅性失语的治疗　流畅性失语者一般保留了流利的说话能力，但口语中混有大量的错语及新造词，且口语缺失内容及语法，无法有效地传递信息。除言语症状外，一些流畅性失语者以严重的听理解障碍为其主要临床表现，一些患者又以命名或复述障碍为其主要症状。因此，治疗流畅性失语一定要依据其综合的评定结果以及患者的文化水平、社会背景、生活情趣及其主观需要来制定个性化的康复治疗方案。治疗途径的实施可参考下面的方法：

（1）流畅口语的制约　即在患者进行口语表达时对其语言行为的本身进行限制和约束。具体方法：对患者进行口语表达（如会话、命名）训练时，言语治疗师给出刺激后，在患者未进行反应前，即给予患者系统性的一步步提示，诱导患者做出适宜的情景反应，以达到抑制患者自动反应时而产生的大量无意义语言，达到抑错扬正的效果。

（2）对症治疗　针对患者最缺失的言语能力来进行训练。如患者的听理解严重障碍，训练时应从语音辨识、语义听理解、听觉记忆跨度来进行循序渐进的"听"训练。

项目六 失语症相关的言语障碍

在有言语障碍的患者中，还会出现一些与失语症临床语言症状表现相似或者伴随着失语症出现的几种常见疾病，需要鉴别出来，并加以治疗。常见的失语症的相关言语障碍有如下几种。

一、言语失用

(一)言语失用的概念

言语失用是指不能执行自主运动进行发音和言语活动，且这种异常是不能用与言语有关的肌肉麻痹、收缩力减弱或运动不协调来解释的一种运动性言语障碍，或者说是一种运动程序障碍。可单独发生，亦可以伴随于其他言语障碍，常伴随于运动性失语。大部分患者的病变涉及左侧大脑半球第三额回的损害。

(二)言语失用的言语特征

言语失用的言语特征有：①随着发音器官运动调节复杂性增加，发音错误增加；②辅音在词头的发音错误增加；③重复朗读同一内容时，发音错误倾向于一致性；④模仿言语比随意言语的发音错误更多；⑤发音错误随着词句难度的增加而增加。

(三)言语失用的评定

目前主要参考中国康复研究中心语言科使用的言语失用的评定方法（表4-15）。评定者在检查言语失用时，令患者分别说出表中的1、2项各五遍，复述3、4项的内容各一遍，通过观察患者有无发音器官的摸索动作，有无元音的发音错误，有无元音顺序的错误来判断是否有言语失用。

表4-15　言语失用的评定

元音顺序 1. a-u-i 正常顺序_____ 元音错误_____ 摸索_____ 2. i-u-a 正常顺序_____ 元音错误_____ 摸索_____	3. 词序（复述"爸爸、妈妈、弟弟"） 正常顺序_____ 元音错误_____ 摸索_____ 4. 词（复述"啪嗒洗手、你们打球、不吐葡萄皮"） 正常顺序_____ 元音错误_____ 摸索_____

(四)言语失用的治疗

言语失用的治疗原则是纠正异常的发音。视觉刺激模式是指导发音的关键。另外，向患者介绍发音音位也很重要。可按下面的步骤进行：①掌握每个辅音的发音位置；②迅速重复每个辅音加"啊"，以每秒 3~4 次为标准；③用辅音加元音建立音节，如"ma，ma……"；④当掌握了稳定的自主发音基础和基本词汇，便可尝试说复杂的词。原则上还是先学会发词中的每个音和音节，最后是词。Rosenbeke 成人言语失用八步治疗法见表 4-16。

表 4-16 Rosenbeke 成人言语失用八步治疗法

步骤	方法
1	联合刺激："请看着我"［视觉刺激（V1）］，"请听我说"［听觉刺激（A）］，同时发音（患者和治疗师同时发音或词语）。当一起发音时，治疗师要嘱患者注意听准确，特别是正确发音（词）时的视觉提示。
2	联合刺激（V1、A）和延迟发音（治疗师先发音或词，稍隔一会儿，患者模仿）伴视觉刺激（V1）提示：治疗师先示范说出一个音（词），然后，治疗师重复这个音或词的口型但不发音，患者试图大声地说出这个音（词），也就是这时只有视觉提示而衰减了听觉刺激。
3	联合刺激（V1、A）和不伴视觉刺激（V1）的延迟发音："我先说一个音（词），随后你说"，此时治疗师没有提示。
4	联合刺激和不提供任何刺激听觉或视觉状态下的正确发音（词）：治疗师发音（词）一次，患者在无任何提示状态下连续发这个音（词）几次。
5	书写刺激（V2），同时发音（词）。
6	书写刺激（V2），延迟发音（词）。
7	提问以求适宜回答，放弃模仿，由治疗师提出适宜问题以便患者能回答相应的靶音（词）。
8	角色发挥情景下的反应：治疗师、工作人员或朋友被假定为靶词语角色，患者给出恰当回答。

二、口颜面失用

(一)口颜面失用的概念

口颜面失用是指在非言语状态下，虽然与言语产生活动有关的肌肉自发活动仍存在，但是舌、唇、喉、咽、颊肌执行自主运动困难。临床上有言语失用并不一定伴有口颜面失用，但有口颜面失用多数伴有言语失用。在有口颜面失用的患者中，即使为了维持生命能反射性的呼气、吸气，但他们却不能按指令自主的呼气、吸气或模仿言语。

(二)口颜面失用的评定

目前主要参考中国康复研究中心语言科使用的口颜面失用的评定方法（表 4-17）。使用此表时，检查者令患者依次完成表中的六项动作（注意：检查者不能给患者做示范动作，以防止患者因视觉记忆而造成检查结果的误差），完成一个动作均应观察是否有摸索动作，以此来判断有无口颜面失用。

表4-17 口颜面失用的评定

1. 鼓腮	4. 缩拢嘴唇
正常_____	正常_____
摸索_____	摸索_____
2. 呼气	5. 摆舌
正常_____	正常_____
摸索_____	摸索_____
3. 咂唇	6. 吹口哨
正常_____	正常_____
摸索_____	摸索_____

（三）口颜面失用的治疗

口颜面失用的治疗见表4-18。

表4-18 口颜面失用的治疗

训练目的	训练方法
喉活动	①视、听联合刺激疗法：治疗师与患者同时面对镜子，治疗师发"ɑo"或"ou"，患者模仿，反复进行 ②视、听、触联合刺激疗法：治疗师与患者同时面对镜子，并将患者的手放在治疗师的喉部，治疗师发"ɑo"或"ou"，患者模仿，反复多次进行。这样患者除视、听刺激外，尚能感觉到发音时喉的震动 ③反射性诱导法：利用反射性声音来诱导发音，如用叹气音来促进发"唉"，用笑声促进发"哈"
舌活动	①视觉、听觉刺激下的诱导法：治疗师与患者同时面对镜子，治疗师用唱歌、数数等来诱导患者完成舌运动 ②辅助法：治疗师与患者同时面对镜子，帮助患者完成舌操（舌前伸、后缩、左右摆动、舌上抬、弹舌等）
言语活动	①自发性言语促进法：用患者熟悉的歌曲、诗词来促进自主言语。如：当患者唱完"东方红，太阳升"时，治疗师不是用唱，而是轻轻说出"东方红"时，患者就说出了"东方红，太阳升，中国出了个毛泽东" ②序列语促进法：利用序列语（如：1、2、3……，或第一、第二、第三……等）来促进患者的自主言语

三、言语错乱

言语错乱是由于脑损伤后失定向和记忆思维混乱而引起的一种言语障碍，多由于双侧颅脑损伤所致，表现为认知障碍。Darley认为多数言语错乱持续时间短或呈一过性，如表现持续超过数周，应考虑其他诊断。患者表现对时间、地点、人物的定向能力紊乱，不能正确理解和认识环境，记忆和思维也有障碍，但听理解、找词、复述、语法等基本正常。在谈话中常有离题和虚谈倾向，缺乏自知力，不合作，缺乏对疾病的认识。主要通过近期有无脑外伤史，特别是双侧脑外伤；失定向；缺乏自知力，不合作，缺乏对疾病的认识；言语流利，但混乱；语法无异常等进行评定。

四、运动性构音障碍

运动性构音障碍是由于神经和肌肉的病变，与言语产生有关的肌肉麻痹、收缩力减弱或运动不协调所致的言语障碍。轻症者言语不清晰，重症者完全不能说话，但患者听理解、阅读、书写均正常。在成年人，临床最常见是假性球麻痹（假性延髓性麻痹）引起的痉挛型构音障碍，以发声粗糙、费力，明显鼻音及构音器官的运动障碍为特征。大多单独存在，尤其是轻症时要注意鉴别，有时与失语症同时存在。

五、格斯特曼综合征

格斯特曼综合征的言语障碍包括四种表现：左右辨别不能，手指失认，失写，失算。全部存在表明其存在大脑优势半球顶叶病变。注意是单独存在还是全部存在。

六、痴呆

痴呆是一种与许多神经疾病、中毒、感染和外伤有关的综合征。可出现与失语症相似表现，如命名障碍、口语保持现象、非流畅性言语、杂乱语和迂回现象等。应仔细询问病史，采取针对性诊断程序。痴呆的特征：除有言语障碍的表现外，还具有慢性进行性的智力、记忆、人格和交往方面的退行性改变。可用相应量表评定。

....

复习思考

一、单选题

1. 检查者拿出苹果问患者"这是什么"，患者回答"苹果"，然后检查者拿出水杯问患者，患者依然回答"苹果"，请问这种现象被称为（   ）

    A. 杂乱语   B. 模仿语言   C. 持续语言   D. 错语

2. 检查者问患者"你好吗"，患者立即回答"你好吗"，这种现象被称为（   ）

    A. 杂乱语   B. 模仿语言   C. 持续语言   D. 错语

3. 下列哪一种失语症复述相对较好（   ）

    A. 命名性失语   B. Wernicke 失语   C. 传导性失语   D. Broca 失语

4. 失语症评定内容不包括（　　　）

A. 自发语言　　　　　B. 听理解　　　　　C. 复述　　　　　D. 发音器官

5. Broca 失语症的特点是（　　　）

A. 言语不流利，理解好，复述差　　　　　B. 言语流利，理解好，复述差

C. 言语不流利，理解差，复述好　　　　　D. 言语流利，理解差，复述好

6. 患者在听者的帮助下，可以进行熟悉话题的交流，但对陌生话题常常不能表达出自己的思想，使患者与检查者都感到言语交流有困难。是 BDAE 分级中的（　　　）

A. 1 级　　　　　B. 2 级　　　　　C. 3 级　　　　　D. 4 级

二、名词解释

1. 失语症

2. 失读症

3. 刻板语言

三、思考题

1. 失语症的常用评定方法有哪些？其内容都有哪些？

2. 简述 Schuell 刺激疗法的原则。

3. 失语症的主要分类及各型的特点。

扫一扫，知答案

扫一扫，看课件

模 块 五

儿童语言发育迟缓

【学习目标】

1. 掌握　儿童语言发育迟缓的定义、临床表现，汉语儿童语言发育迟缓评价法，语言发育迟缓训练的原则、目标及方法。

2. 熟悉　儿童语言发育迟缓的病因，儿童语言发育迟缓的评定目标、程序，儿童语言发育迟缓的评估流程。

3. 了解　儿童语言发育的阶段，语言发育迟缓训练的现代技术应用。

案例导入

患儿×××，男，1岁7个月，以不能说话为主诉就诊。患儿第一胎第一产，足月手术分娩，生时未哭，全身发绀，体重3000g。于天津儿童医院诊断为"新生儿缺血缺氧性脑病、颅内出血"，予治疗21天后出院。4个月时家属反映患儿反应迟缓，5个月始抬头。目前不能独站，不能手膝爬，只认识父母，不会叫"爸爸、妈妈"。头颅MRI示脑发育不良。

检查：听力基本正常，构音器官的检查和构音检查均正常。

评定：初次S-S语言发育迟缓检查法。

交流态度：不好，注意力集中时间短，注视、目光交流时间短，对他人的招呼没有明显反应，能模仿一些简单的手势，如再见、谢谢等。

理解方面：理解能力低于正常儿童，属于语言前阶段。

表达方面：不能用语言表达，有时有喃语。

操作性检查：投小球的动作也需要介助才能完成。

问题：

1. 该患儿的诊断是什么？

2. 如何对该患儿进行评估？

3. 如何制订治疗计划？

项目一　正常儿童语言发育的阶段

儿童语言的发展过程有普遍的规律，需要经历前语言和语言发展两大阶段。

一、前语言阶段（0～1.5 岁）

出生后第一年是儿童语言发生的准备阶段，也称前语言期，此阶段，儿童的语言感知能力、发音能力、交际能力三方面都得到发育。

1. 前语言感知能力的发展

（1）辨音水平（0～4 个月）　婴儿对听有反应，能分辨出语言声音和其他声音的区别。

（2）辨调水平（4～10 个月）　语调是表达情绪的一种基本手段，在这个时期，婴儿开始注意并感知语言的语调和节奏，能辨别讲话人的情感并做出反应。

（3）辨义水平（10～18 个月）　幼儿似乎能听懂讲话，能将语音和语义联系起来，比如，能指出眼、口、鼻等。

2. 前语言发音能力的发育

（1）简单发音阶段（0～4 个月）　也称为反射性发声阶段，如落地哭，2 个月时发"哦、哦"的喉音，4 个月时发出的"咯咯的笑声"等都是婴儿的最初发音。

（2）连续音节阶段（4～10 个月）　如 6 个月时发出的"ba""ma"，8 个月时连续发同一音节，如"ba ba""ma ma"等。

（3）学话萌芽阶段（10～18 个月）　幼儿在 10～12 个月时能有意识的叫"爸爸""妈妈"，15 个月时能说"耳朵、眼睛"等词语，18 个月时能说出 10～20 个词。

3. 前语言交际能力的发展

儿童在获得语言之前具有一定的交际倾向和表现，即用语音和伴随着的表情或动作去代替语言进行交往的现象，这种表现称为前语言交际。前语言时期，该能力的发展也分为三个阶段。

（1）产生交际倾向（0～4 个月）　这一阶段的交际需要来自于生理需求，如饿了或不舒服了。婴儿 1 个月大时即会使用一些非语言的形式去引起沟通对象的注意，如微笑和发出声音。

（2）学习交际规则（4～10 个月）　学会应答，出现听说轮流倾向，开启新话题，学会语调运用来表达情感。如在 4 个月左右，婴儿会与照顾者的目光相互接触、互动，或者变换目光接触的对象，如妈妈看着奶瓶说"宝宝要喝牛奶了"，婴儿也看着奶瓶，并且婴儿也开始以呀呀语来回应大人的话语。

（3）扩展交际功能（10~12个月）　婴儿的前语言交际具有了语言交际的主要功能，逐步学会用语音、语调和动作表情来达到交际目的。

二、语言发展阶段（1.5 岁以后）

儿童能说出第一批被理解的词时，标志着儿童进入语言的发展期。在此期间，儿童语言的发展可以从语言形式、语言内容及语言运用技能三个方面进行评价。

1. 语言形式　语言形式的获得包括语音发展和语法获得。

（1）语音发展　2~6岁儿童语音的发展体现在语音辨别、发音能力发展、语音意识的产生等方面。语音意识是指儿童自觉地辨别发音是否正确，自觉地模仿正确发音，并自觉地纠正错误发音的一种能力，语音意识产生于2~3岁。语音意识的主要表现：能够评价别人发音的特点，指出和纠正别人的发音错误；能够有意识并自觉调节自己的发音。

（2）语法获得　语法是组词成句的规则，语法获得是儿童对语句结构的获得，包括对不同结构语句的理解和产生。衡量儿童语言发展的两个指标：一是句子长度；二是句子结构的完整性和复杂性。儿童句法结构的发展可分为不完整句、完整单句和复合句三个阶段，各阶段之间的界限具有过渡性，有相互重叠的部分。

1）不完整句阶段

①单词句（1~1.5岁）：儿童用一个单词来表达一个比该词意义更为丰富的意思。如"球"，表示：我要球或者这是球球。

单词句的特点：没有语法，只有环境与语音的结合；意义不明确，语音不清晰；词性不确定，如"饭"，名词饭，动词吃饭。

②电报句（1.5~2岁）：电报句表达一个意思时虽较单词句明确，但其表现形式是断续的、简略的、结构不完整的，好像是电报文件。如娃娃排排（坐）。句子成分常缺漏，主要使用名词、动词、形容词等实词，略去连词、介词。

2）完整单句阶段

①无修饰简单句（2岁）：指句法结构完整的单句。如爸爸开车（谓宾结构）。

②简单修饰句（2~2.5岁）：如两个宝宝玩积木（主谓宾结构）。

③复杂修饰句（3岁）：由几个结构相互连接、相互包含组成的单句。如阿姨给我苹果（主谓双宾结构）。

3）复合句阶段

复合句是由两个或多个意义关联的单句组合起来构成的句子。复合句的出现稍迟于简单句，儿童从 2 岁开始发展复合句，4~5 岁发展较快。

复合句的特点：由几个单句并列而成，结构松散，缺少连词。

复合句的类型：并列复句（红红饭饭）；因果复句（外面下雨，不能出去玩）。

2. 儿童语言发展的几个特点

（1）从混沌一体到逐步分化　①表达内容分化（从边说话边用动作来补充语言没有表达完全的意思到逐步分化）；②词性的分化；③结构层次的分化（从主谓不分的单词句、双词句逐步发展为结构层次分明的句子）。

（2）从不完整到完整、从松散到严谨　从单、双词句的词链不体现语法规则，到出现主谓、主谓宾的简单句，出现结构基架，但句子成分之间的相互制约不明显，再到以后幼儿的句子会出现复杂修饰语，结构会逐渐完整、严谨。

（3）由压缩、呆板到逐步扩展和灵活　句子由几个词组成的压缩句到简单修饰语，再到复杂修饰语。如：外面玩——我到外面玩——我拿着玩具去外面玩——下午，我和妈妈拿着玩具去外面玩。

项目二　儿童语言发育迟缓的定义和病因

一、儿童语言发育迟缓的定义

儿童语言发育迟缓是指在发育过程中，儿童的语言发育没达到与其年龄相应的水平。其遵循儿童语言发育的正常顺序，但比正常要慢。

二、儿童语言发育迟缓的病因

语言发育迟缓的病因有很多，一般认为，阻碍语言发育的主要病因有以下六个方面：

1. 听觉障碍　听觉对儿童的语言发育非常重要，如果在语言发育期长期存在听觉障碍，则语言刺激的充分接受（理解）和信息发出（表达）等会受到很大影响，要实现较好的语言发展相当困难，言语障碍程度与听觉障碍程度相平行。

2. 交往障碍　儿童的语言是在生活实践中与人交往发展起来的。如果对作为语言交流对象的存在及语言刺激本身的关心不够，那么语言发育必然会受到影响。交往障碍有以下两种类型：

（1）广泛性发育障碍　是一组以交流、言语障碍和行为异常为特征的发育障碍性疾病。典型病例是患自闭症的儿童。其行为方面的特征是视线不合，即使招呼他也无反应，专注于某一事物及保持某种行为（保持同一行为的欲望）等。并且在语言症状的方面，有反响语言（机械模仿语言）以及与场合不符的自言自语，人称代词的混乱使用，没有抑扬顿挫的单调讲话方式等。

（2）一般性情感交往障碍　又称情感障碍性行为问题，一般认为是情感匮乏而产生的心理问题或由儿童本身的心理问题产生。

3. 智力发育迟缓（精神发育迟缓）　智力发育迟缓在语言发育迟缓中所占的比例最大，其定义是：儿童在发育期间，整体智能较正常平均水平显著降低，并伴有适应性行为障碍。国际公认精神发育迟缓的诊断标准：

（1）智能低下，比正常平均水平低两个标准差以上，IQ 值不足 70。

（2）存在与实际年龄不相符的适应性行为障碍。

（3）在发育期（18 岁以前）出现。

在语言学习过程中，其语言的理解、表达、构音运动等方面，都比正常儿童迟缓一些，表达能力障碍较理解能力障碍更为严重。另外，模仿语言等语言症状在精神发育迟缓中也可见到。在行为方面易伴有多动、注意力不集中等异常行为。已知引起精神发育迟缓的原因有很多，如染色体异常，胎儿期感染性疾病，新生儿窒息及重症黄疸等围产期障碍，脑炎及脑膜炎，先天性代谢异常，脑肿瘤等。

4. 受语言学习限定的特异性障碍　包括发育性运动性失语和发育性感觉性失语。

发育性运动性失语，是指语言的接收（理解）与年龄相符，但语言表达障碍。其预后较好，即使在 3 周岁时完全没有自发言语，但在 6 岁时多能达到正常儿童的发育水平。

发育性感觉性失语，是指历来对语言的接受（理解）和发出（表达）同时极度迟缓，与后天语言所致的儿童失语不同，其预后不理想。据研究发现，在局限于颞叶的颅内感染及抽搐性疾病中可产生这样的语言症状。

5. 构音器官异常　是指以脑性瘫痪为代表的运动障碍及以腭裂为代表的构音器官结构异常等。这些因素的存在会阻碍语言的表达，引起语言发育迟缓。

6. 语言环境的脱离　在儿童语言发育早期，被剥夺或脱离语言环境，无法得到语言刺激而使语言能力丧失，导致语言发育迟缓。如长期被隔离的儿童。现已证实缺乏适宜的语言环境将影响正常的语言发育过程。

三、儿童语言发育迟缓的主要表现

语言发育迟缓的儿童如果有精神发育障碍及对周围人反应发育的障碍，可出现语言的学习障碍。

1. 表达能力　过了说话的年龄仍不会说话，说话晚或很晚；或只能说单词，言语不连贯；开始说话后，虽然会说话，但语言技能低下，回答问题时出现鹦鹉学舌等语言表达障碍。较正常孩子发展慢或出现停滞。

2. 理解能力 语言理解困难和遵循指令困难。

3. 交流能力 如不愿与他人交流，注意力不集中，回答问题反应差，交流技能低下等。

4. 行为问题 如乱扔东西，与别人缺少目光接触，烦躁，多动，不和小朋友玩，自伤和他伤等异常行为。

项目三 儿童语言发育迟缓的评定

一、评定目的

1. 发现和确定患儿是否存在语言发育迟缓，判断语言发育迟缓的类型，衡量语言发育迟缓的程度，了解语言发育迟缓的情况。

2. 根据评定结果制订康复训练计划。

3. 根据再评定结果，评价治疗效果，调整治疗方案，帮助判断预后。

有些儿童初诊时由于各种因素不能很好地配合评定，只能进行初期的评定，后续在训练过程中再渐渐掌握患儿病情，逐步完成全部评定。

二、评定的程序和内容

(一)评定流程

儿童语言发育迟缓的评定涉及多学科和多专业的知识，基本的评定、诊断流程见图5-1。

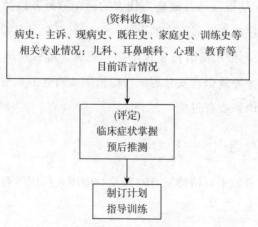

图5-1 儿童语言发育迟缓评定流程图

（二）评定内容

1. 病史采集　病史采集非常重要，主要通过问诊从家长或看护人员那里获得，在内容上主要了解与儿童语言发育迟缓相关的情况，包括现病史、既往史、家族史等。

（1）主诉　儿童语言发育迟缓的主要症状和时间。

（2）现病史　要尽量详细询问患儿原发病的情况以及进展情况，病情程度，发病后对语言的影响及语言发展速度，是否接受过语言相关的检查、治疗、训练及其效果等。

（3）既往史　主要记录患儿出生时的有关情况。如是否足月出生、分娩方式、胎次、产次、出生时的体重、生后有无窒息和黄疸等，必要时还要详细询问母亲怀孕、妊娠时的情况。生长发育史方面，要询问患儿的发育情况，重要发育指标包括患儿抬头、坐、爬、叫爸爸和妈妈的月龄或年龄，还要询问儿童出生后由谁抚养以及关系等。生活习惯方面，要询问患儿的生活是否规律，平时的兴趣和是否有特殊的爱好，某一阶段患儿的性格是否有较大的转变和表现等。此外，还应了解患儿的语言环境是否良好。

（4）家族史　主要询问家庭成员中是否有与患儿类似的表现，父母及家属是否有遗传病史，父母及看护人员的文化程度以及与患儿的关系，语言环境情况。

（5）康复治疗及训练史　患儿来医院以前是否接受过针对性的康复治疗和训练，治疗或训练的情况，治疗时间及效果。

以上内容对于正确评定患儿的语言情况，推测预后以及采取哪种训练方式是很重要的。

2. 相关检查

（1）听力检查　有些儿童对声音反应很差时，必须鉴别是听力障碍还是注意力的问题，所以对每个语言发育迟缓的儿童均要进行听力检查。要根据儿童的年龄和发育情况来选择检测方法，可先进行筛查，发现问题后再进行听觉行为检查（BOA）、配景听力检查（PS）、听觉诱发脑干反应检查（ABR）等。

（2）体格检查　一般体格检查，构音器官检查，构音功能评定等。

（3）行为观察　观察儿童在生活中，尤其是在游戏中的技巧、眼手协调、大运动、注意力、自发语言、沟通技能等，了解儿童的认知水平及语言能力。

（4）皮博迪图片词汇测验（peabody picture vocabulary test，PPVT）　此测验应用较普遍，共有150张黑白图片，每张图片有4个图，其中一个图与某一词的词义相符合，测验图片按从易到难的顺序排列。测验时测试者拿出一张图并说出一个词，要求被试者指出图片上的4个图中哪一个是最和词义相符的，记录下被试者的反应结果，连续8个词中错6个则停止测试。每一词答对记1分，最后将被试者的回答成绩转化成智龄，离差智商或百分位等级，即可测验出该被试者的语言水平发育情况。该测验的适用年龄为 2.5 ~ 18 岁。

整个测验要求 10 ~ 15 分钟内完成。

PPVT 的优点是方法快速、简便，能在短时间内得出结果，有充分的内部一致性和再测稳定性，可用于大样本的筛查。同时，手册中列出标准误差表，与智能量表有一定的相关性，可用于各种障碍的儿童。但因为 PPVT 只考虑到词汇的理解，对儿童语言发育的水平很难做出系统完整的评定。

（5）伊力诺斯心理语言能力测验（illinois test of psycholinguitic abilities，ITPA） 美国于 1968 年第一次发布 ITPA，该测验以测查能力为主，并且从儿童交往活动的侧面来观察儿童的智力活动情况，整个检查由五大部分、十个分测验构成，分别为：理解能力（①言语的理解；②图画理解）；综合能力（③言语的推理；④图画类推）；表达能力（⑤言语表达；⑥动作表达）；构成能力（⑦作文；⑧构图）；记忆能力（⑨数字的记忆；⑩图形记忆）。适用年龄为 3 岁 ~ 8 岁 11 个月。ITPA 对于探明精神发育迟滞儿童、语言发育迟缓儿童和心理语言能力的个别差异特别有效。

（6）韦氏学龄儿童智力检查修订版（WISC – R） 美国于 1949 年制定 WISC，1974 年修订为 WISC – R，中国于 1982 年引进 WISC – R。该测验是智力检查，分为语言测验和操作测验两个部分，共 12 个分测验。每个分测验完成后都可算成标准分（量表分），可以和正常儿童的水平相对照，同时各个分测验之间也可以进行对照。每一项分测验的成绩相加即为总量表分，从总量表分可以查出该儿童的离差智商，从而全面掌握儿童的智力发展情况。适用年龄为 6 ~ 16 岁。

（7）韦氏学龄前儿童智力量表（WPPSI） 美国于 1963 年制定 WPPSI，该测验也是分为语言测验和操作测验两部分，每部分又分成若干个分测验，结果统计和 WISC – R 基本一致，结果也用离差智商表示，同时还可评定儿童整体智力发育情况，适用年龄为 4 ~ 6.5 岁。

（8）构音障碍检查 在部分语言发育迟缓儿童中可能存在发音困难，因此，要评定患儿的哪些音不能发，发哪些音时出现歪曲音、置换音等，并要掌握其问题的基础是否为运动障碍，特别是口、舌的运动功能障碍，发音时间，音量、音调的变化。另外，还要评定患儿的口腔感觉能力等。

（9）格塞尔发展量表 该表由美国耶鲁大学心理学家格塞尔及其同事于 1940 年编制，主要用于测试儿童行为发育的 5 个方面：①适应性行为：主要包括知觉、定向行动、手指操作能力、注意力、智力等发育；②大肌群运动行为：主要包括姿势、移动运动等；③小肌群运动行为：主要包括抓握与放开、手指精细操作、手眼协调运动等；④言语行为：包括模仿能力、人与人之间的交流能力、相互理解沟通能力；⑤个体和社会行为：包括对他人的反应，对所属民族文化压力的反应，对家庭、集团、社会习惯的反应和态度等。

3. **语言行为的评定**　语言行为大体上要从语法学、语义学、语用学三个方面进行评定，这也就是美国心理学家 Bruner 所说的，第一是语言的构造形式（form）；第二是辨别、记忆、产生、范畴化等的内容（content）；第三是交流关系的建立、维持、展开等使用方面（use）。见表 5 – 1。

表 5 – 1　语言行为的三个方面

语言行为的侧面	内容
语言行为的基础	辨别、记忆的产生（认知）
构造性侧面	符号形式与指示内容的关系（构造、语法、意思）
功能性侧面	交流态度

语言行为可从这三个侧面进行评定。语言发育迟缓的患儿也可以从这三个侧面进行评定，语言发育迟缓的患儿其性质不只是言语障碍，更主要的是语言的障碍。而且，很多孩子伴有智力和人际关系障碍，不少儿童还具有行为障碍。所以，应该对这些儿童的语言行为和相关活动进行综合评定。

"S－S 语言发育迟缓评价法"是日本音声言语医学会语言发育迟缓委员会以语言障碍儿童为对象，于 1977 年开始研制试用的。中国康复研究中心按照汉语的语言特点和文化习惯研制了汉语版 S－S 语言发育迟缓评价法，试用于临床，效果很好。

三、汉语儿童语言发育迟缓评价法

汉语儿童语言发育迟缓评价法，又称"汉语版 S－S 语言发育迟缓评价法"，简称"S－S 法"。

（一）S－S 法的原理

从认知研究的角度，一般将语言行为分为语法规则、语意、语言应用三个方面。S－S 法是依照此理论，从"符号形式与指示内容的关系""促进学习有关的基础性过程"和"交流态度"三个方面进行评定，并对患儿的言语障碍进行诊断、评定、分类和针对性的治疗。

（二）S－S 法的适应证

S－S 法适用于各种原因所引起的语言发育迟缓，适用年龄原则上为 1.5～6.5 岁，有些儿童已经超出此年龄段，但其语言发展的现状如未超出此年龄段的水平，亦可应用。另外，学龄前儿童的获得性失语症也可以参考应用。但不适合听力障碍所致的言语障碍。

（三）S－S 法的检查内容

S－S 法的检查内容是对符号形式与指示内容的关系、促进学习有关的基础性过程、交流态度三个方面进行综合评定，但以符号形式与指示内容的关系为核心，其比较标准分为 5 个阶段，见表 5 - 2。将评定结果与正常儿童的年龄水平相比较，即可判断其是否有语言发育迟缓。

1. 阶段 1 事物、事物状态理解困难阶段。此阶段的儿童对事物、事物状态的概念尚未形成，对外界的认识尚处于未分化阶段。此阶段的儿童对物品的抓握、舔咬、摇动、敲打一般为无目的性。例如，拿起铅笔不能书写而放到嘴里舔咬。此阶段的儿童，常出现身体左右摇晃、摇摆、旋转等，正在干什么却突然停住，拍手或将唾液抹到地上、手上等反复的自我刺激行为。

2. 阶段 2 事物的基础概念阶段。此阶段虽然也是语言未获得阶段，但是与阶段 1 不同的是，儿童能够根据常用物品的用途大致进行操作，能够理解事物的状态并概念化。如能将人领到物品面前，利用呈现物品的行动来表达自己的要求。阶段 2 包括从初级水平到高级水平的三个阶段，即阶段 2 - 1：事物的功能性操作；阶段 2 - 2：匹配；阶段 2 - 3：选择。

表 5 - 2 符号形式与指示内容的关系的 5 个阶段

阶段	内容	可通过的年龄阶段
阶段 1	对事物、事物状态理解困难	
阶段 2	事物的基础概念	
阶段 2 - 1	事物的功能性操作	
阶段 2 - 2	匹配	
阶段 2 - 3	选择	
阶段 3	事物的符号	1.5 ~
阶段 3 - 1	手势符号（相关符号）	
阶段 3 - 2	言语符号	
	幼儿语言（相关符号）	
	成人语言（任意性符号）	
阶段 4	词句、主要句子成分	2 ~
阶段 4 - 1	两词句	2.5 ~
阶段 4 - 2	三词句	
阶段 5	词句、语法规则	3.5 ~
阶段 5 - 1	主动语态	5 ~ 6.5 岁
阶段 5 - 2	被动语态	

（1）阶段 2 - 1 事物的功能性操作。此阶段儿童能够对事物进行功能性操作。例如：拿起电话，能将听筒放到耳朵上，或拨电话等。在生活中，外出穿鞋、戴帽等基本行为可

自理。检查分三项进行，即实物、配对实物、镶嵌板。

（2）阶段 2-2 匹配。在日常生活中观察是否有"匹配行为"，如果能将 2 个以上的物品放到合适的位置，可以说匹配行为成立。如：将书放到书架上（或书箱里），将积木放到玩具箱里。举例见图 5-2。

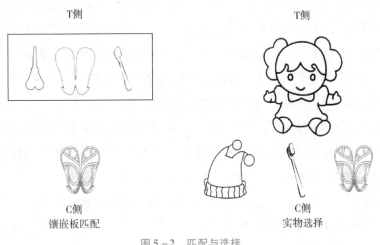

图 5-2 匹配与选择

（C：患儿；T：治疗师）

（3）阶段 2-3 选择。当他人出示某种物品或出示示范项时，儿童能在几个选择项中将出示物或与示范项有关的物品适当的选择出来。与阶段 2-2 匹配的不同点在于：匹配是儿童拿物品去匹配示范项，而选择则是在几种选择项中选择一个与示范项成对的事物，如图 5-2 所示。

选择检查时，儿童与示范项之间，要有一定程度的空间距离，也就是儿童用手抓不到物品的距离，如果太远就起不到示范项的作用。发育阶段低的儿童视线转向很困难，因此选择行为很难成立。检查用具同"匹配"。

3. 阶段 3 事物的符号阶段。符号形式与指示内容的关系在此阶段开始分化。言语符号大致分为两个阶段，即具有限定性的象征性符号——手势语阶段，以及幼儿语、成人语阶段。手势语与幼儿语并不是同一层次的符号体系。手势语的符号为"视觉→运动"回路，而幼儿语的符号为"听力→言语"回路，因为听力言语回路比视觉运动回路更难，所以将此分为阶段 3-1（手势符号）和阶段 3-2（言语符号）。

（1）阶段 3-1 手势符号阶段。开始学习用手势符号来理解与表现事物，可以通过他人的手势开始理解意思，还可以用手势向他人表示要求，如摆摆手表示再见。

（2）阶段 3-2 言语符号阶段。是将言语符号与事物相联系的阶段。用符号表达事物包括四种情况：①能用三种符号表达，如"剪刀"，把食指和中指伸开做剪刀状（手势语），手势语同时伴"咔嚓、咔嚓"声（幼儿语），"剪刀"一词（成人语）；②无幼儿语，只能用手势语及成人语表达的（如眼镜）；③只能用幼儿语及成人语表达的（如"公鸡"）；④仅能用成人语表达的（如"爱"）。从语言发展的角度看，理论上儿童是按①→②→③→④的顺序来获得言语符号的。

在检查中，阶段3-2选取食物、动物、交通工具和生活用品方面的名词16个，身体部位6个，动词5个，表示属性的2个。阶段3-1手势符号的检查词汇中，使用阶段2（事物的基础概念）中的词汇以及阶段3-2（言语符号）词汇中的手势语。

4. **阶段4** 词句、主要句子成分阶段。本阶段能将某事物、事物状态用2~3个词组成句子。此阶段又按两词句和三词句分为2个阶段。

（1）**阶段4-1** 两词句阶段。开始学习用2个词组合起来表达事物和事物状态。儿童在此阶段能够理解或表达的两词句各种各样，在本检查法中列举了四种形式，即属性（大小）+事物，属性（颜色）+事物，主语+宾语，谓语+宾语。

在日常生活中，须先设定一定的场面，否则检查是很困难的。另外，注意选择项图片不宜太多，否则儿童进行起来很困难。

（2）**阶段4-2** 三词句阶段。此阶段与4-1相同，但句子的表现形式及语法关系是多种多样的，在此检查法中限定了具有代表性的两种形式，即属性（大小）+属性（颜色）+事物，例如：大红帽子，小黄鞋等；主语+谓语+宾语，例如：妈妈吃苹果。

阶段4的句型是非可逆句，主语与宾语不能颠倒，如："妈妈吃苹果"，不能为"苹果吃妈妈"。

5. **阶段5** 词句、语法规则阶段。能够理解三词句表达的事物，但是与阶段4-2的三词句不同的是，阶段5所表现的情况为可逆。阶段5-1为主动语态，如："小鸡追小猫"等；阶段5-2为被动语态，此阶段中要求能理解事情与语法规则的关系，如"小猫被小鸡追"等。

（四）检查用具和检查顺序

1. 检查用具如表5-3所示。

表5-3 检查用具及图片目录

检查用具	项目	数量
实物	A：帽子、鞋、牙刷、玩具娃娃	4
	B：电话-听筒、鼓-鼓槌、茶壶-茶杯	3
镶嵌板	鞋、剪刀、牙刷	3

续表

检查用具	项目	数量
操作性课题用品	小毛巾、小玩具、小球、积木6块、装小球容器1个、3种图形镶嵌板、6种图形镶嵌板、10种拼图	

图片目录	项目	数量
日常用品	鞋、帽子、眼镜、手表、剪子、电话	6
动物	象、猫、狗	3
食物	面包、香蕉、苹果、米饭	4
交通工具	飞机、火车、汽车	3
身体部位	眼、嘴、手、鼻、耳、脚	6
动词	睡觉、洗、吃、哭、切	5
大小	帽子（大、小）	2
颜色	红、黄、绿、蓝	4
词句	（妈、弟）＋（吃、洗）＋（香蕉、苹果）	8
大小＋颜色＋事物	（大、小）＋（红、黄、绿、蓝）＋（鞋、帽）	8
语言规则	（小鸡、乌龟、猫）＋（小鸡、乌龟、猫）＋追	6

2. 检查顺序 一般水平较差的患儿应从头开始进行全部检查，为了节省时间，对年龄较大或水平较高的患儿没有必要进行全部检查，可按以下顺序：①不可用图片检查的患儿，可用实物进行阶段1~2检查；②可用图片检查的患儿，在阶段3-2以上，用图片进行单词到词句的检查。③发育年龄在3岁以上、能进行日常会话者，进行阶段4~5检查，以词句检查为主。

（五）评定结果分析

检查结束后，要对检查结果和各种信息（如磁共振、CT等结果）进行综合评定、诊断。

1. 评定结果 将S-S法检查结果显示的阶段与实际年龄的语言水平阶段进行比较，如低于相应阶段，可诊断为语言发育迟缓，各阶段与年龄的关系见表5-4、表5-5。

表5-4 符号形式与指示内容的关系及年龄可通过阶段

年龄	1.5岁~2岁	2岁~2.5岁	2.5岁~3.5岁	3.5岁~5岁	5岁~6.5岁
阶段	3-2	4-1	4-2	5-1	5-2
言语特征	言语符号	主谓＋动宾	主谓宾	语序规则（主动语态）	被动语态

表 5 – 5 基础性过程检查结果（操作性课题）与年龄阶段对照表

年龄	镶嵌图形	积木	描画	投入小球及延续性
5 岁以上			◇	
3 岁 6 个月 ~ 4 岁 11 个月			△□	
3 岁 ~ 3 岁 5 个月	10 种图形 10/10 （＋）		＋、○	
2 岁 ~ 2 岁 5 个月	10 种图形 7/10 （＋）	隧道		
1 岁 9 个月 ~ 1 岁 11 个月	6 种图形 3/6 ~ 4/6 （＋）	排列	∣、—	
1 岁 6 个月 ~ 1 岁 11 个月	3 种图形 3/3 （＋）	堆积		＋
1 岁 ~ 1 岁 5 个月				部分儿童 ＋

2. 分类诊断　分类诊断的适用年龄为 3 ~ 7 岁，能够评价语言发育迟缓的有无及程度、符号形式与指示内容的关系的阶段、交流态度等。

（1）按交流态度分类　分为两群：Ⅰ群：交流态度良好；Ⅱ群：交流态度不良。

（2）按符号形式与指示内容的关系分群　分为 A、B、C 三个主群，见图 5 – 3。

1）A 群：言语符号未掌握，包括阶段 1、阶段 2、阶段 3 – 1，即阶段 3 – 2 言语符号尚未达到，不能理解口语中的名词。A 群又分为 2 个亚群。

A 群 a：操作性课题和言语符号与指示内容的相关检查均落后于实际年龄。

操作性课题＝言语符号（全面迟缓）

A 群 b：操作性课题好于言语符号与指示内容的相关检查。

操作性课题＞言语符号

2）B 群：表达言语困难，无亚群。条件：①实际年龄在 4 岁以上；②词句理解在 4 – 1 阶段以上；③表达方面极差；④言语模仿不可，或有波动性；⑤上述②~④的状态，持续 1 年以上且固定；⑥无明显的运动功能障碍。

3）C 群：语言发育落后于实际年龄，言语符号与指示内容的相关检查在阶段 3 – 2 以上。C 群又分为 4 个亚群。

C 群 a：操作性课题和言语符号与指示内容相关的理解及表达全面落后。

操作性课题＝言语符号的理解＝表达

C 群 b：操作性课题好于言语符号与指示内容的相关情况。

操作性课题＞言语符号的理解＝表达

C 群 c：言语符号的理解好于表达，操作性课题检查基本与言语符号的理解相当。

操作性课题＝言语符号的理解＞表达

C 群 d：言语符号的表达尚可，但理解不好，此亚群多见于孤独症或有孤独倾向的儿童。

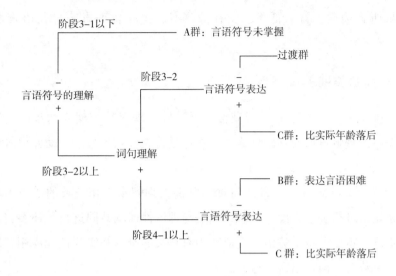

图 5-3 语言发育迟缓症状分类

项目四 儿童语言发育迟缓的训练

一、训练原则

1. 以儿童语言发育迟缓评定的阶段为训练的出发点 患儿目前语言发育处于哪个阶段，就以此阶段作为开始训练的出发点，来制定相应的训练目标、方法和训练内容。

2. 横向扩展和纵向提高相结合

（1）在同一阶段内横向扩展 患儿学习并掌握了某一阶段的部分内容，则可以学习同一阶段内其他尚未掌握的内容，并以此为基础逐渐扩展本阶段的学习内容。例如，患儿语言发育在阶段 3-1，即手势符号阶段，如果患儿能够根据"哭"这一声音做出相应的手势，则可以把其他动作如"睡觉、切、吃"等手势表达作为新的学习内容。

（2）向下一阶段水平纵向提高 如果横向扩展训练患儿已经完成并达到目标，则训练转向以提高下一阶段的能力为目标。例如，阶段 3-1 的手势符号学习已有成效，则可以提高到阶段 3-2 的学习，主要以幼儿语来理解和表达事物，如用"汪汪"来理解和表达"狗"；另一方面，把已学会的单词水平提高到二词句、三词句等更高的水平。

3. 改善和丰富患儿的语言环境 要求家长和其他家属改变以前患儿所处的不适当的语言环境，训练并不限于在治疗室或教室内进行，只要有人际互动时，任何人物、任何时间、任何地点均可进行，让训练处于动态持续进行中，使训练效果得以保持。

4. 去除影响患儿语言发展的不良因素 要求训练者及患儿家长充分考虑到会影响患

儿的因素，如听力障碍、智力低下、交往障碍等，去除各种影响患儿语言发展的不良因素。

二、各种症状类别的训练要点

1. 言语符号未掌握（A 群） 以获得言语符号（理解）与建立初步的交流关系为目标，先建立符号的理解再形成基础性概念，重点是首先导入手势语、幼儿语等象征性较高的符号。

2. 表达言语困难（B 群） 训练目标为掌握与理解水平相一致的语言表达能力。此时训练并不是始终进行表达方面的训练，而是与理解性课题共同进行，还要将言语符号的水平进一步提高。重点是将手势语、言语作为有意义的符号并实际性地应用，在表达基础形成的同时从手势符号向言语符号过渡。

3. 语言发育水平比实际年龄落后（C 群） 训练目标是扩大理解与表达的范围。要进行提高理解方面的训练，同时也要进行表达、基础性过程等各侧面的平衡性训练，还要导入符合水平的文字学习、数量词学习、提问与回答方面的训练。

4. 言语符号理解但不能说话（过渡群） 训练目标为获得词句水平的理解，全面扩大表达范围。在提高理解水平的同时也要提高表达方面的能力。与 C 群相同，不能始终进行表达方面的训练，首先可以导入用手势符号进行表达的训练。

5. 交流态度不良（Ⅱ群） 根据言语符号的发育阶段进行以上训练，对于交流态度不良儿童的训练，要以改善其交流态度为目标进行训练。

三、训练方式

训练方式一般有直接训练和间接训练两种方式。

（一）直接训练

直接训练是治疗师为主要的训练者，计划并执行训练；必要时也会与患儿父母或其他专业人员合作制订训练计划，选择训练场所、训练频率、个别或集体训练等。

1. 训练场所 训练场所包括治疗室、户外或家中，根据训练课题来选择合适的地方。进行一对一训练时，训练室要安静、宽敞、充满让儿童喜爱的气氛；集体训练可在训练室和室外进行，家中训练要注意去除不利因素，例如训练场所不要摆放太多物品或玩具，以免影响儿童的注意力。

2. 训练频率 根据患儿的语言发育阶段水平和训练计划、训练场所的状况决定。一般来说，训练次数多、时间长、项目少，其训练效果好。时间一般安排在上午，此时儿童的注意力比较集中，每次以 0.5～1 小时为宜，每次课题设定以 2～3 个为宜。

（二）间接训练

间接训练是治疗师指导患儿父母或其照顾者来执行治疗工作。当治疗师通过评估认为父母或其照顾者是改变儿童行为的最佳人选时，可采用此方法。由治疗师协助，与父母共同制订训练计划，并根据儿童的训练反应来修订治疗计划。

一般来说，当语言发育异常的儿童需建立新的行为时，直接训练最为恰当；而在横向扩展及使其所学的沟通行为形成习惯时，可采用间接训练方法，指导父母让儿童使用新建立的行为在日常生活中运用及巩固。直接训练和间接训练可以单独或并行使用，使儿童的语言学习得到最迅速、最有效的进展。

四、训练计划

（一）训练目的

对语言发育迟缓儿童训练的目的是促进患儿语言的发育，促进其利用言语符号与他人进行语言交流活动。不仅要保障其能进行语言交流，也要使其在将来具有独立进行语言学习的能力。从长远出发，要将儿童的语言能力最大限度地发挥出来，重要的是不仅要提高语言的传递功能，还要同时提高其思考、自我控制等方面的能力。

（二）训练计划

在进行治疗前，要为患儿制订系统、详细的训练计划，包括治疗目标的具体化、治疗行动的安排、治疗频率与时间的确定、正确率的计算、提示的层级、反馈的方式、强化物的选择等。具体见表 5 - 6。

表 5 - 6　语言发育迟缓儿童的语言训练计划表

1. 基本信息
姓名：＿＿＿＿＿　　性别：＿＿＿＿＿　　出生日期：＿＿＿＿＿
地址：＿＿＿＿＿＿＿＿＿＿＿　　联系方式：＿＿＿＿＿＿
计划指定日期：＿＿＿＿＿＿＿＿＿＿＿
2. 训练计划
长期目标：＿＿＿＿＿＿＿＿＿＿＿＿＿＿＿＿＿＿＿＿＿＿＿
阶段目标：＿＿＿＿＿＿＿＿＿＿＿＿＿＿＿＿＿＿＿＿＿＿＿
特定目标：＿＿＿＿＿＿＿＿＿＿＿＿＿＿＿＿＿＿＿＿＿＿＿
3. 训练方法
训练活动：＿＿＿＿＿＿＿＿＿＿＿＿＿＿＿＿＿＿＿＿＿＿＿
提示层次：＿＿＿＿＿＿＿＿＿＿＿＿＿＿＿＿＿＿＿＿＿＿＿
强化物：＿＿＿＿＿＿＿＿＿＿＿＿＿＿＿＿＿＿＿＿＿＿＿
4. 训练强度：＿＿＿＿＿＿＿＿＿＿＿＿＿＿＿＿＿＿＿＿＿＿＿

1. 确定训练目标　确定长期训练目标时，应根据患儿的年龄、障碍的性质及预后、已有的干预史、与环境的交流情况以及评估中收集的数据，力图让患者获得更好的干预。阶段目标应选择儿童的最近发展区，即儿童当前不具备但经过努力能具备的能力，以及最能促进沟通效果的方面。特定目标是当前就应该进行干预的内容，是语言形式、内容、使用方面的某一例子，是达到长期目标过程中的若干步骤，特定目标常选择那些儿童偶然正确使用的，或那些儿童应该要掌握却未掌握的内容。

2. 确定训练方法　训练方法包括：①计划采用的训练活动，此处应详细计划出具体的训练活动、步骤等；②提示层次，在训练中，儿童可能无法主动给出目标反应，治疗师需要给予提示，但如何提示，应制定一个提示层级，如目标为说出"要"，则提示层级从多到少依次为"要"的声音+手势、手势+口型、手势、无提示；③强化物：强化物是促进儿童保持训练兴趣的一个重要事物，治疗师可通过询问家长、观察、尝试等来选择有效的强化物，强化物可能是玩具、糖果等实物，也可能是口头表扬、小贴纸等社会强化物，还可能是儿童的异常行为，如儿童很想跑出治疗室，治疗师可以当他出现目标反应后允许他出去一会儿。

3. 确定训练强度　总的来说，持续几周或数月的强化训练比每周 2~3 次、每次 30~40 分钟、持续 1 年的训练效果更好。因此，应在可能的情况下，采用高强度的训练。

(三)训练技巧

在进行语言训练及提供机会让儿童发展语言时，治疗师、家长、教师等可使用下列技巧。

1. 模仿　模仿是儿童学习语言的一个很重要的方式。其既包括让儿童模仿治疗师说出的某个目标语言，也包括儿童说话或出声时治疗师模仿儿童的语言，后者可以促进儿童交流的兴趣，获得更多的沟通交流。

2. 自言自语　当与儿童一起时，治疗师可以自己用语言描述自己的活动，即一边活动一边自言自语，此举能让儿童将听到的语言与情景中的意义相联结，然后逐渐习得该语义、语法、语用。此法最好应用于已与儿童建立联结注意的活动或事物上，注重语言的输入，而不刻意要求儿童的回应。

3. 平行谈话　当儿童注意某个事物或进行某项活动时，治疗师描述儿童的活动。此法可以让儿童听到正确的语言输入，建立语义联结。如儿童正在吃糖，可以说"小明正在吃糖"。

4. 时间延迟　中断正在进行的语言交流，等待儿童的反应，此法可促进儿童的沟通意图发展。

5. 扩展　当儿童出现自发语言时，治疗师进行语法或语义上的完善，将儿童自发的语言扩展到更接近成人语。如：儿童语"狗狗"或"狗狗房子"，治疗师扩展为"狗狗在房子里"。

6. **延伸** 当儿童出现自发语言时，治疗师进行语义上的延伸。如：将儿童语"狗狗房子"延伸为"狗狗走到房子去了"或"狗狗觉得冷了"。

7. **组合与分解** 对儿童的语言进行组合或分解，如儿童语"狗狗房子"，可采用不同的组合与分解方式变成："狗狗在房子里""房子……它在房子里""在房子里……狗狗在房子里""狗狗……狗狗在房子里"等。

8. **句子重组** 将儿童的语言扩展成不同形式。如：儿童语"狗狗房子"变成"狗狗在房子里吗""狗狗不在房子里""狗狗不在房子里吗"。

9. **示范** 最常用的一种训练技巧，当让儿童学习新内容时，通常会采用示范的方式，即言语治疗师或另一个搭档说出目标语言，要求儿童仔细听，多次示范后，创造情景让儿童自发性使用。如治疗师用图片示范"被"的用法，先示范"苹果被妈妈吃掉了""苹果被哥哥吃掉了"，然后拿出哥哥吃苹果的图片，对儿童说"看，苹果怎么了"，诱导儿童说出"苹果被哥哥吃掉了"。

10. **调整语言信号** 作为一名合格的言语治疗师，其语言应该是训练有素的。治疗师应根据儿童的状况对自身的语言进行调整，以促进干预。要注意的有以下几个方面：

（1）**语速** 治疗师要保持一种恰当的语速，针对儿童一般要降低语速，以保证其理解。

（2）**重复** 在训练时目标语言或问题可不断重复，但不要经常变化。一些治疗师及家长常不断变化询问方式，如问"你想要去外面玩吗"，如果儿童没能及时反应，再次询问时则变为"你想不想去外面玩"，第三次可能变成"我们去外面玩，好不好"，当儿童无反应时，正确的做法是重复相同的询问，并耐心等待，而不是不断变化，增加其理解的负担。

（3）**在韵律和词序上突出目标词** 在训练时，可通过将目标词读得更重来强调，或将目标词放在句首或句尾来吸引儿童的注意力。

（4）**控制语言的复杂度** 要根据儿童的情况来控制语言的复杂度，保证儿童能理解或努力后能模仿。这些语句通常为语法正确、语义较为简单的句子。

（5）**能促进恰当的语用反应** 不能强求直接让儿童说出完整的句子，应使用恰当的引导语让其自然回答出完整的句子，如"小狗在奔跑，女孩在奔跑，男孩呢"。

项目五　儿童语言发育迟缓的训练方法

儿童语言发育迟缓的训练方法如图 5-4 所示。

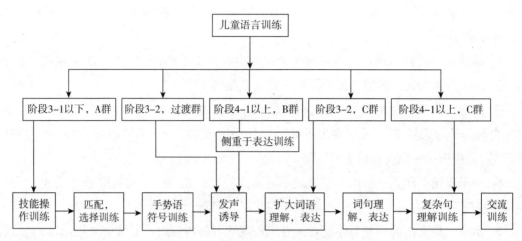

图5-4 儿童语言发育迟缓的训练方法

（参考：万萍. 言语治疗学. 北京：人民卫生出版社. 2012）

一、言语符号未掌握（A群）

包括阶段1、阶段2、阶段3-1。根据符号形式与指示内容的关系，训练以获得言语符号（理解）与建立初步的交流关系为目标。其方法是导入手势语、幼儿语等象征性较高的符号。

1. 事物、事态概念未分化阶段训练 此阶段的训练旨在充分调动儿童的听觉、视觉能力，以及皮肤的痛、温、触、压等感觉，帮助儿童充分注意外界的人与事物的存在。

（1）注意及追视训练 采用听觉、触觉及视觉刺激，促进儿童对事物的注意以及随着活动的事物持续进行追视的能力。

（2）运动游戏训练 使用能使患儿通过身体触觉感觉到变化而感到快乐的游戏，如哄抱、背背、举高高、转圈圈等与大人身体接触的游戏；也可使用大型游戏用具，如秋千、海洋球、羊角球等，通过游戏可增加儿童对人的注视。

（3）对事物持续记忆训练 建立事物恒存的概念，让儿童注视到眼前存在的物品，然后将其用布遮住或藏于箱中，让其寻找。

（4）事物的动手性操作 通过对外界事物进行某种操作而体验其发生变化的过程。可以从触摸、抓握等简单操作，发展到敲打、拿出等复杂操作。训练时可利用各种玩具，从引导帮助儿童完成希望出现的反应，逐渐过渡到儿童能独立做出适合事物用途的操作。

2. 事物功能性操作到匹配、选择训练 目的是不断扩大能进行功能性操作事物的范围，使儿童能做到对多种事物的辨别性操作。

（1）事物功能性操作的扩大训练 通过模仿引起儿童对身边日常用品（如水杯、电话等）的注意，并能够执行治疗师的指令，掌握其用途。训练应与家庭指导同时进行，让儿童能做到反应的泛化，即在训练室、家庭和幼儿园等均能正确反应。

（2）多种事物的辨别训练　①以形式特点为基础的操作课题：通过分类游戏来认识事物的属性，如可以通过匹配、选择，对不同颜色、不同大小的球进行分组；②以功能特性为基础的操作课题：即认识事物的特征和用途，如匹配（呈现2个以上示范项，让儿童将手上的物品与示范项中的某个相关物品进行匹配）和选择（呈现1个示范项，给儿童2个以上物品，让其选出与示范项相关的物品）操作。

3. 手势符号的训练　对儿童来说，手势符号比言语符号更容易理解、掌握和操作，故以此为媒介，逐渐向获得言语符号过渡。在训练手势符号的同时也要给予言语符号作为刺激。此项训练适用于中度或重度语言发育迟缓的儿童，言语理解但表达尚未掌握的儿童，或言语符号理解尚可，但不能表达的儿童。

（1）场景依存手势符号训练　目的在于培养儿童对手势符号的注意程度，训练应在日常生活空间及游戏场面中进行。如儿童想要"妈妈抱"时，必须让其看着妈妈"张开双臂"的手势令其模仿。最初可辅助儿童，逐渐过渡到只用语言提示。

（2）表示事物的手势符号训练　目的是训练儿童对手势符号的模仿，理解手势符号与事物的对应关系。训练时手势符号要与指示内容相结合，且必须让儿童充分注意手势符号的存在，如给玩具娃娃戴帽，治疗师拍打娃娃的头部，再拍打自身的头部，然后说"帽帽"，促使儿童选择帽子，并进行动作模仿。

（3）利用手势符号进行动词及短语训练　在日常生活中，根据儿童的行为及要求，在给予言语刺激的同时给予一定的手势符号，并让儿童模仿，渐渐将此动作固定下来，将手势符号运用在日常生活当中，如儿童睡觉训练。也可以手势符号作为媒介将句子的语序固化，如"吃苹果"，先做"吃"的动作，再做"苹果"的手势符号，并让儿童模仿，这样儿童能够很自然地学会造句。

二、表达言语困难（B 群）

该类型的儿童侧重于模仿、掌握与理解水平相适应的言语表达行为，并扩大理解与表达的范围。以发声诱导为训练起点，具体训练步骤如下：

1. 发声诱导训练，首先从腹式呼吸训练着手，由下而上依次训练发声、共鸣、构音，训练内容详见模块六。

2. 从儿童熟悉的事物着手，练习语音发音。早期引导的发音词汇包括：①易于构音的词，如 ma、mama、baba；②多音节词，但词头或词尾等词的一部分音能够发出，如西瓜（gua）。

3. 结合儿童的认知水平，由手势符号阶段逐渐过渡到言语符号阶段。先从事物名称开始引入，然后引入动词、形容词。由手势语向言语表达过渡的儿童在接受训练时，手势符号可引入的词，手势符号与言语符号共同引入的词，以及言语符号引入的词应交替呈现，以逐渐增加口语表达的词汇量。

三、语言发育水平比实际年龄落后（C 群）

C 群语言发育迟缓儿童的主要表现为语言水平落后于实际年龄，其语言理解与表达具备了一定的基础，因此针对这类儿童进行训练时，应考虑扩大词汇量，增加理解与表达的语句长度及复杂度等。

1. 词汇量扩大的训练 词汇的导入可以从最常接触的事物图片开始，进行词汇的理解训练。手势符号→幼儿语（言语符号）→成人语（言语符号）。词汇的范围包括名词、动词、形容词、代词、量词、数词、副词、助词、介词、连词、叹词。正常 2 岁儿童能掌握的各类词汇都已出现，其中以名词和动词占绝大多数。

（1）名词的分类训练 目的是对常用名词的同一范畴进行分类训练。如把狗、猫、象混在一起，进行动物类别的训练，可用各种不同的狗、猫、象的玩具和图片进行分类训练，以形成动物概念的分化。

（2）动词训练 适用于名词词汇量已扩大，可以理解分类的儿童。可用单词进行训练，从有手势的幼儿语（咔嚓咔嚓、哗啦哗啦）和动词句的形式，导入动词的训练，可以结合游戏进行。如学习"吃"的训练程序：①治疗师做吃食物的动作，并说"吃"，让儿童模仿吃食物的动作；②儿童模仿治疗师完成用手拿并且放入口中的手势符号；③言语理解：治疗师发出"吃"，让儿童做出相应的动作，训练儿童通过手势符号增加对动词的理解；④表达：治疗师边操作边询问"我在干什么呀"，儿童能运用手势符号和言语符号回答治疗师的问题；⑤反复训练，鼓励儿童在生活中用言语（成人语）表达。

（3）形容词 以图片和游戏为主，获得过程：体态符号→幼儿语（言语符号）→成人语（言语符号）。如学习颜色：①匹配：在儿童面前呈现一张带有颜色的图片，治疗师出示同一颜色的图片，让儿童"把相同的颜色放在一起"，并说出"红色"，令儿童模仿表达；②选择与言语理解：在儿童面前出示两张颜色图片（红色和绿色），让其用手指"红色"，从完全辅助到部分辅助，帮助儿童完成，并在出现正确反应时给予强化（奖励），直到能够独立完成；③表达训练：治疗师出示图片，询问"什么颜色的图片"，要求儿童用"红""绿"的言语符号回答；④自发表达：反复训练，鼓励儿童在生活中用言语表达。

2. 词句训练 从实物、镶嵌板、图片中选择儿童感兴趣的语言素材，从两词句向三词句过渡，逐步进行句法训练。

（1）名词句训练（大小＋事物/颜色＋事物） 适用于可以理解人名、大小、颜色、事物等构成句子的要素，但对词句中的一个指示内容和对应关系掌握困难的语言发育迟缓儿童，如儿童理解大、小、鞋、帽等，但不能理解大的鞋、小的帽子等对应关系。应根据儿童的理解程度来选择训练的句型，如对于名称理解差的儿童，可选择属性对比明显的事物、模型、镶嵌图片、图片等，如大的红鞋、小的黄帽子等。

（2）动词句训练（主语＋谓语） 适用于可以理解人名和动词的语言发育迟缓儿童。如洗苹果、切西瓜，且"什么""谁""做什么"等询问与应答关系的训练要同时进行。

训练程序：①确认可以理解构成句子的单位项（动作/对象）：把香蕉和苹果的图片并排放在儿童面前，问"哪个是苹果""哪个是香蕉"，让其选择；②匹配：能够理解、读懂两词句的图片，确认两张图片是否相同；③理解：言语（动作＋对象）＋图片，有四张选择项图片，在不能正确选择图片和不能取出动作和对象时，出示示范图片；④表达：图片＋言语，呈现图片并问"做什么"，儿童说出动词＋宾语的两词句，在只有一个词正确表达的情况下，诱导儿童问"做什么（什么东西）"，如不能完成，治疗师教其说两词句，促使其复述说出；⑤自发表达（交换位置）：儿童用言语自发表达，治疗师选择图片，治疗师和儿童完成后交换相互位置，儿童看图说话，治疗师选择图片，确认图片是否吻合。

（3）三词句训练（主语＋谓语＋宾语） 适用于可以理解两词句（"主语＋谓语"和"谓语＋宾语"）的儿童。训练程序：确定构成三词句的两词是否理解→能理解表示三词句的图片→三词句的理解→表达。可从1/4选择向1/8选择过渡，并注意图片的摆放顺序。

3. 句法训练 主要包括可逆句训练和被动句训练。

（1）可逆句训练 明确显示句子的内容→排列句子成分的位置→表达句子。例如：学习句子"猫追小鸡"，在儿童面前放一张"猫追小鸡"的大图片，让儿童注意观察大图中的动作主语猫，治疗师将小图按"猫"＋"追"＋"小鸡"的顺序从左到右排列，并让儿童注意主语的位置，然后让儿童练习排列顺序，儿童模仿、自发说出句子。

（2）被动句训练 明确显示句子的内容→排列句子成分的位置→表达。例如：学习句子"小鸡被猫追"，治疗师出示大图"小鸡被猫追"，让儿童注意观察大图中被追的动物，治疗师将小图按"小鸡"＋"猫追"的顺序从左到右排列，让儿童注意主语的位置，儿童说出句子。治疗师可与儿童做相应的模仿动作或游戏来促进儿童对被动句的理解，反复训练，直至儿童能自己排列、理解和说出被动句。

四、交流态度不良（I群）

语言训练包括符号形式与指示内容的关系、基础性过程和交流态度三个侧面。交流是与其他两个侧面相互交叉的焦点，所有训练场合都以促进交流关系为目的。而根据临床情况来看，在语言发育迟缓儿童的交流能力训练中，沟通意图、交谈技能是其主要方面。

治疗师可根据儿童情况（如语言能力、兴趣爱好等），设计恰当的活动来训练其交流能力，常用的活动包括角色扮演、问题解决、新闻访谈等。另外，在促进儿童的沟通意图方面，治疗师要注意训练环境及活动的安排，如将儿童喜爱的物品放在能看见但不能拿到的地方，故意忘记提供其必要的物品，提供难以操作的玩具，故意忘记将儿童纳入活动中等。

五、家庭环境调整

家庭是儿童成长过程中十分重要的场所，也是儿童语言发育中十分重要的影响因素之一。言语治疗师应嘱咐家长营造良好的家庭沟通环境，让儿童在家庭中能有大量的沟通需求，能有丰富的沟通体验。

1. 理解儿童的沟通模式 沟通是一种双向的行为。早期家长与儿童的互动可能会因儿童的缺乏反应而受到打击，但实际上，语言发育迟缓儿童由于其障碍，可选择的沟通方式很少，有些甚至是不理睬、尖叫、打人等异常行为。家长能为孩子做的就是"喜欢他"，与孩子一起做其喜欢的事情，对孩子的任何主动行为做出反应，即使是手势或非交流的发音。对儿童的沟通信号给予敏锐和丰富的反应，并经常给予儿童各种有关刺激。

2. 增加交流诱惑 在家庭生活中，要增加能诱惑孩子进行交流的事件或环境，如将他喜欢的东西放在他能看到但不能拿到的地方，吃饭时将他喜欢的食物放的远一些，对儿童的需求不立即满足，而当他发出交流信号或求助时再给予满足。

3. 与儿童建立良好互动 互动行为包括轮流说话、模仿、建立联结注意等，家长要经常观察儿童的状态，在他愿意的时间进行互动，或在日常生活中（如吃饭时、玩耍时、吃零食时）进行互动。避免每天固定一个时间进行互动。家长应多与儿童做游戏，特别是一些传统的家庭游戏。

4. 鼓励儿童表达自己 用恰当的方式鼓励儿童进行表达，从对其牙牙学语的模仿，到认真听其讲述幼儿园里发生的事情，都是鼓励儿童表达的良好方式。一些强势的家长习惯打断孩子的话语，习惯让孩子遵从家长的方式去做事情或叙述事情，这会严重影响孩子交流的积极性。

六、辅助沟通技术的应用

辅助沟通技术（augmentative and alternative communication，AAC）包括图片、图片交流系统、交流板、一些简单的发音装置及高科技的微电脑控制设备等。AAC 在言语障碍中的应用越来越广泛，对语言发育迟缓儿童来说，AAC 不仅是一种交流替代工具，还是一种语言发展促进工具。国外有大量的研究表明，使用 AAC 可以促进语言能力的发展。当然，AAC 的成功应用也涉及一整套复杂的评估及训练技术，在临床应用中需要谨慎使用。

复习思考

一、单选题

1. 下列各项不属于语言发育迟缓常见病因的是（　　）

A. 交往障碍　　　　　B. 精神发育迟缓　　　　C. 发育性感觉性失语

D. 耳聋　　　　　　　E. 构音器官的异常

2. S – S 法的适用年龄为（　　）

A. 0 ~ 6 岁　　　　　B. 1.5 ~ 6.5 岁　　　　C. 3 ~ 6 岁

D. 3 ~ 8　　　　　　E. 1 ~ 8 岁

3. 当儿童能够通过动作（手势符号）来理解事物时，下一步训练可进行（　　）

A. 手势符号训练　　　B. 触摸的事物操作训练　　C. 文字训练

D. 语法训练　　　　　E. 词汇训练

二、多选题

1. 语言发育迟缓的表现为（　　）

A. 过了说话的年龄仍不会说话，说话晚或很晚

B. 语言技能较低，回答问题时出现鹦鹉学舌

C. 语言理解困难，遵循指令困难

D. 回答问题反应差，交流技能低下

E. 缺少目光接触，烦躁，多动，注意力不集中，不与小朋友玩

2. S – S 法的适用对象是（　　）

A. 1.5 ~ 6.5 岁的语言发育迟缓儿童

B. 已超出 6.5 岁年龄段，但其语言发展的现状如未超出此年龄段水平的患者

C. 听力障碍所致的言语障碍儿童

D. 学龄前儿童的获得性失语症

E. 孤独症（自闭症）儿童

三、名词解释

1. 语言发育迟缓

2. S – S 法

四、思考题

1. 简述 S – S 法的基本步骤。

2. 儿童语言发育迟缓的训练目标是什么？分别针对哪些患儿？

3. 对儿童进行语言训练有哪些训练技巧？

扫一扫，知答案

扫一扫，看课件

模 块 六
构音障碍

【学习目标】

1. 掌握　构音障碍的分类和各种类型的基本概念、评定方法、治疗原则及治疗方法。

2. 熟悉　各种类型构音障碍的病因及主要临床表现。

3. 了解　重度构音障碍手法辅助和交流辅助替代系统的应用。

案例导入

患者，女性，22 岁，在读大学生，右利手，平时使用普通话，因"言语不清，左侧肢体活动不利 9 月余"，于 2016 年 8 月 14 日入院。2015 年 11 月 8 日晚 10 时左右，患者步行时遭歹徒抢劫，头部遭受重物敲击，被 120 送至当地医院，行头部 CT 检查，以"重症颅脑损伤，急性硬膜下血肿，硬膜外血肿，脑挫裂伤"收入院，并行"血肿清除术、去骨瓣减压术"治疗，患者昏迷，行气管切开，鼻饲，术后 15 天睁眼，意识欠清，左侧肢体偏瘫，可说简单词语，继续治疗 2 个月，可以听懂对方讲话，能够语句表达，但因言语不清对方难以听懂导致交流困难，可在扶持下步行。后于当地医院行言语、肢体康复治疗，并于 2016 年 3 月 10 日行头颅颅骨修补术，仍言语不清，为继续康复治疗而入我院。

入院采用中国康复研究中心研制的构音障碍检查法对患者进行检查，结果如下：胸式呼吸，呼气时间短，面部不对称，左口角略下垂，噘嘴不能，龇牙口角略右偏，范围缩小。双唇力度减弱，未见舌肌萎缩，但舌的灵活性及精确度均差。下颌可正常上抬、下拉，张口闭口时可触及左侧颞颌关节，有弹响。硬腭高度正常，无腭裂，软腭下垂，发声时不能完全上举。呕吐反射及下颌反射增强。

构音检查：听理解正常，音质音调基本正常，音量过低，单词及篇章检查发现部分音歪曲，无替代音，发声轻度费力，无气息音，鼻音化构音明显，吹时有明显鼻漏气。利用中国第二次残疾人抽样调查言语清晰度测试方法进行测试，结果显示其言语清晰度为36%。X线检查咽喉显示重度腭咽闭合不全。

问题：

1. 言语障碍诊断是什么？
2. 长期目标是什么？
3. 短期目标是什么？
4. 康复治疗计划及具体方法是什么？

项目一　构音障碍的定义及分类

一、构音障碍的定义

构音障碍（dysarthria）是指在言语活动中，由于构音器官的运动或形态结构异常，环境或心理因素等原因所导致的语音不准确的现象。不包括由于失语症、儿童语言发育迟缓、听力障碍所致的发音异常。主要表现为发声困难、发音不准、音量、音调、速度、节律等异常，以及鼻音过重等言语听觉特征的改变。多数患者同时伴有咀嚼、吞咽障碍、流涎等症状。

二、构音障碍的分类、病因及临床表现

根据病因可将构音障碍分为运动性构音障碍、器质性构音障碍和功能性构音障碍三种类型。

（一）运动性构音障碍

运动性构音障碍（motility dysarthria）是指由于神经病变、与言语有关肌肉的麻痹、收缩力减弱或运动不协调所致的言语障碍。此定义强调呼吸运动、共鸣、发音和韵律等方面的变化。从大脑到肌肉本身的病变都可以引起运动性构音障碍。运动性构音障碍可以单独发生，也可以与失语症等其他言语障碍同时存在。根据神经解剖及言语声学特点可将运动性构音障碍分成六种类型（表6-1）。

表 6−1　运动性构音障碍的分类

名称（损伤部位）	病因	运动障碍性质	言语症状
痉挛型构音障碍（中枢性运动障碍）	常见于假性延髓性麻痹，如脑肿瘤、脑瘫、脑血管病、脑外伤、多发性硬化等	自主运动出现异常模式，伴有其他异常运动，肌张力增强，反射亢进，无肌萎缩或失用性萎缩，病理反射阳性	说话费力，音拖长，不自然的中断，音量、音调急剧变化、粗糙音、费力音、元音和辅音歪曲，鼻音过重
迟缓型构音障碍（周围性构音障碍）	常见于下运动神经元损伤或延髓性麻痹，如进行性肌营养不良、脑神经麻痹、外伤、感染、循环障碍、代谢疾病和变性疾病	肌肉运动障碍，肌力低下，肌张力降低，腱反射降低，肌萎缩	不适宜的停顿，气息音、辅音错误，鼻音减弱
失调型构音障碍（小脑系统障碍）	常见于小脑或脑干内传导束病变，如肿瘤、多发性硬化、酒精中毒、外伤等	运动不协调（力、范围、方向、时机），肌张力低下，运动速度减慢，震颤	元音、辅音歪曲较轻，主要以韵律失常为主，声音的高低、强弱、呆板、震颤，初始发音困难，声音大，重音和语调异常，发音中断明显
运动过强型构音障碍（锥体外系障碍）	常见于锥体外系病变，如舞蹈病、肝豆状核变性、肌阵挛、手足徐动症等	异常的不随意运动	构音器官的不随意运动破坏了有目的运动，而造成元音和辅音的歪曲，失重音，不适宜的停顿，费力音，发音强弱急剧变化，鼻音过重
运动过弱型构音障碍（锥体外系障碍）	常见于锥体外系病变，如帕金森病	运动范围和速度受限，僵硬	由于运动范围和速度受限，发音为单一音量，单一音调，重音减少，有呼吸音或失声现象
混合型构音障碍（运动系统多重障碍）	常见于上、下运动神经元病变	多种运动障碍的混合或合并	各种症状的混合

　　构音障碍的预后取决于神经病学状态和疾病进展情况，一般儿童比成年人的预后好，单纯性构音障碍比合并失语症、听力障碍或智力障碍者的预后好。退行性疾病如肌萎缩侧索硬化、脑干或双侧大脑皮质下损伤等的预后较差。脑瘫患者如伴有发音困难和频繁的呕吐，预后也较差。

（二）器质性构音障碍

　　器质性构音障碍（organic dysarthria）是指由于先天和后天的原因，构音器官的形态、结构异常，致使构音器官功能出现异常，从而导致构音障碍。临床上最常见的是先天性唇腭裂所致的构音障碍，其次是舌系带的短缩，常见于先天性唇腭裂、先天性面裂、巨舌症、齿裂咬合异常、外伤致构音器官形态及功能异常、神经疾患致构音器官麻痹、先天性腭咽闭合不全等。其言语症状主要有两类：

　　1. 鼻咽腔闭合不全所致的构音异常　表现为：异常构音；共鸣异常，鼻音化；由于爆破音、摩擦音所需的口腔内压不足引起辅音歪曲、省略。

2. 与鼻咽腔闭锁无关的构音异常 表现为：①上腭化构音：舌尖的构音点向后移动而引起；②鼻咽腔构音：舌后部与软腭接触时，呼气从鼻孔中放出而发出的音；③侧音化构音：舌向侧方移动，呼气不是从舌中央部呼出。

(三)功能性构音障碍

功能性构音障碍（functional dysarthria）是指构音器官无形态异常和运动功能异常，听力正常，语言发育已达 4 岁以上水平，但存在构音错误呈现表现固定化。功能性构音障碍的病因目前尚不清楚。临床多见于儿童，特别是学龄前儿童。大多数患儿通过构音训练可以完全治愈。其言语症状表现如下：

1. 最常见的构音错误方式为置换，如将 l 发成 y，k 发成 t。
2. 声母、韵母的歪曲、省略，如将 duan 发成 uan，省略 d 音。
3. 鼻腔构音是用舌背闭锁口腔，从鼻腔发出气流和声音，如 i、u 等。

项目二 构音障碍的评定

构音障碍的评定方法有很多，目前，国内外在临床使用上均未统一，而国内最常用的构音障碍评定法是中国康复研究中心构音障碍检查法和汉语版 Frenchay 构音障碍评定法。此外，语音清晰度测试也是运动性构音障碍的常用评估方法。有的单位还采用仪器设备对构音器官和构音功能进行检查，可以更加精确地揭示构音器官的病理状态和功能状态。

中国康复研究中心构音障碍检查法是李胜利教授等依据日本构音障碍检查法和其他发达国家构音障碍评定法的理论，按照汉语普通话语音的发音和我国的文化特点编制而成，于 1992 年开始应用于临床。其特点是不仅可以检查出患者是否患有运动性构音障碍，以及障碍程度，也可用于器质性构音障碍和功能性构音障碍的评定，并且对康复治疗有明确的指导作用。

中国康复研究中心构音障碍检查法

该检查包括构音器官检查和构音检查两大项目。

(一)评定的内容

1. 对构音障碍的有无、种类和程度进行评定。
2. 对原发疾病及损伤部位进行确定，并以此作为依据来制订言语治疗计划。

(二)构音器官检查

1. 目的 通过对构音器官形态及粗大运动的检查来确定是否存在构音器官异常和构

音运动障碍。常常需要结合临床医学、实验室检查和言语评定才能做出诊断。另外，既往史、现病史、听觉功能等的检查有利于诊断的确定。

2. 范围 包括呼吸功能、喉、面部、口部肌肉、硬腭、腭咽机制、下颌、反射活动。

3. 用具 长棉棒、指套、压舌板、笔式手电筒、秒表、叩诊锤、鼻息镜等。

4. 方法 在观察安静状态下构音器官的同时，通过检查者的指示和模仿使患者做粗大运动，并对以下方面做出评定。

（1）部位 判定构音器官的哪个部位存在运动障碍。

（2）形态 判定各构音器官的形态是否有异常。

（3）程度 确定构音器官异常的程度。

（4）性质 确定构音异常是周围性、中枢性或失调性。

（5）运动速度 判定构音器官是单纯运动，还是反复运动，是否有速度低下或节律异常。

（6）运动范围 确定构音器官运动范围是否有受限，协调能力是否低下。

（7）运动的力量 确定构音器官的肌力是否低下。

（8）运动的圆滑性、精确性 确定构音器官的运动是否协调和连续。

5. 检查要求及记录 检查者在做检查前应与患者沟通，做好相应的解释工作，使患者主动配合。按照构音器官的检查记录表（表 6 – 2）及构音器官的检查方法（表 6 – 3）的要求做好相关记录。

表 6 – 2 构音器官的检查记录表

Ⅰ. 呼吸（肺）	
1. 呼吸类型：胸＿＿＿；腹＿＿＿；胸腹＿＿＿	2. 呼吸次数：＿＿＿次/分
3. 最长呼气时间：＿＿＿秒	4. 快呼吸：能＿＿＿；不能＿＿＿
Ⅱ. 喉	
1. 最长发音时间：＿＿＿秒	
2. 音质、音调、音量	
a. 音质异常＿＿＿	b. 正常音调＿＿＿
嘶哑＿＿＿	异常高调＿＿＿
震颤＿＿＿	异常低调＿＿＿
c. 正常音量＿＿＿	d. 总体程度　0　1　2　3
异常音量＿＿＿	气息声　0　1　2　3
异常过低＿＿＿	费力声　0　1　2　3
	无力声　0　1　2　3
	粗糙声　0　1　2　3
e. 吸气时发声	
3. 音调、音量匹配	
a. 正常音调＿＿＿	b. 正常音量＿＿＿
单一音调＿＿＿	单一音量＿＿＿

Ⅲ. 面部
- a. 对称____；不对称____
- b. 麻痹（R/L）____
- c. 痉挛（R/L）____
- d. 眼睑下垂（R/L）____
- e. 口角下垂（R/L）____
- f. 流涎____
- g. 怪相____；扭曲____；抽搐____
- h. 面具脸____
- i. 口咽式呼吸____

Ⅳ. 口部肌肉

1. 噘嘴
  - a. 缩拢范围正常____
    缩拢范围异常____
  - b. 对称缩拢____
    不对称缩拢____

2. 咂唇
  - a. 力量正常____
    力量减低____
  - b. 口角对称____
    口角不对称____

3. 示齿
  范围正常____
  范围缩小____

4. 唇力度
  正常____
  减弱____

Ⅴ. 硬腭

1. 腭弓正常____

2. 新生物____

3. 高窄腭弓____

4. 黏膜下腭裂____

Ⅵ. 腭咽机制

1. 大体观察
  - a. 正常软腭高度____
    软腭下垂（R/L）____
  - b. 分叉悬雍垂（R/L）____
  - c. 正常扁桃体____
    肥大扁桃体____
  - d. 节律性波动____
  或痉挛____

2. 软腭运动
  - a. 中线对称____
  - b. 正常范围____
    范围受限____
  - c. 鼻漏气____
  - d. 高鼻腔共鸣____
    低鼻腔共鸣____
    鼻喷气声____

3. 鼓腮
  鼻漏气____
  口漏气____

4. 吹
  鼻漏气____
  口漏气____

Ⅶ. 舌

1. 外伸____
  - a. 正常外伸____
    偏移（R/L）____
  - b. 长度正常____
    外伸减少____

2. 灵活度
  - a. 正常速度____
    速度减慢____
  - b. 正常范围____
    范围减小____
  - c. 灵活____
    笨拙____
    扭曲____

3. 舔唇左右侧
  - a. 充分____
  - b. 不充分____

续表

Ⅷ. 下颌（咀嚼肌）

  1. 颌张开闭合

    a. 正常下拉＿＿＿   b. 正常上抬＿＿＿

       异常下拉＿＿＿   异常上抬＿＿＿

    c. 不平稳扭曲＿＿＿   d. 下颌关节杂音＿＿＿

       或张力障碍性运动＿＿＿   膨出运动＿＿＿

  2. 咀嚼范围

    正常范围＿＿＿

    减少＿＿＿

Ⅸ. 反射

  1. 角膜反射＿＿＿   2. 下颌反射＿＿＿

  3. 缩舌反射＿＿＿   4. 呕吐反射＿＿＿

  5. 眼轮匝肌反射＿＿＿   6. 口轮匝肌反射＿＿＿

表 6 - 3   构音器官的检查方法

Ⅰ. 呼吸、（肺）

用具	说明	方法及观察要点
无	"坐正，两眼向前看"	患者的衣服不要过厚，以便观察呼吸类型（胸式呼吸、腹式呼吸、胸腹式呼吸），如出现笨拙、费力、肩上抬，应描述
无	"请你平静呼吸"	检查者坐在患者后面，双手放在其胸和上腹两侧以感觉呼吸频率，正常人为16～20次/分
无	"请你深吸气后，以最慢的速度呼气"	检查者用手放在胸腹部，感觉患者是否可做慢呼气，观察最长呼气时间，注意同时看表以记录呼气时间，呼气时发 [s]、[f]
无	"请用最快的速度吸一口气"	仍用双手放在胸部感觉吸气特点

Ⅱ. 喉

用具	说明	方法及观察要点
无	"深吸一口气然后发'啊'，尽量平稳发出，尽量的长"	注意不要暗示出专门的音调音量，按评定表上的项目评定，同时记录时间，注意软腭上提及中线位置 观察要点：a. 正常或嘶哑，气息声、急促、费力声、粗糙声及震颤；b. 正常或异常音调、异常低调；c. 正常或异常音量、异常过低；d. 吸气时发声
无	"请合上我唱的每一个音"	随着不同发音强度变化而发出高音和低音，评定患者是否可以合上音调和音量，按表上所列项目标记

Ⅲ. 面部

用具	说明	方法及观察要点
无	"请看着我"	不同的神经肌肉损伤，可具有不同的面部特征 观察要点：a. 正常或不对称；b. 单侧或双侧麻痹；c. 单侧或双侧痉挛；d. 单侧或双侧眼睑下垂；e. 单侧或双侧口角下垂；f. 流涎；j. 扭曲、抽搐、鬼脸；h. 面具脸；i. 口咽式呼吸

Ⅳ. 口部肌肉

用具	说明	方法及观察要点
无	"看着我，像我这样"（示范缩拢嘴唇的动作）	评定嘴唇：a. 正常或范围缩小；b. 正常或不对称
无	"闭紧嘴唇，像我这样做"（示范 5 次）	评定嘴唇：正常或接触力量降低（上下唇之间）
无	"像我这样龇牙"（示范 2 次）	观察要点：a. 正常或范围缩小；b. 口角对称或偏移
带绒线的纽扣	"请张开口，把这个纽扣含在唇齿间，然后闭紧嘴唇，看我是否容易把它拉出来"	把指套放在纽扣上，将纽扣放在唇后、门牙之前，患者用嘴唇含紧纽扣后，拉紧线绳，逐渐增加力量，直到纽扣被拉出或显示出满意的阻力 观察要点：a. 正常唇力；b. 减弱

Ⅴ. 硬腭

用具	说明	方法及观察要点
指套、手电筒	"头后仰，张口"	将指套戴在一只手的食指上，用另一只手打开手电筒照在硬腭上，从前到后、侧面及四周进行评定，用食指沿中线轻摸硬腭，先由前到后，再由左到右 观察要点：a. 正常腭弓或高窄腭弓；b. 异常生长物；c. 皱褶是否正常；d. 黏膜下腭裂

Ⅵ. 腭咽机制

用具	说明	方法及观察要点
手电筒	"张开口"	照在软腭上，在静态下评定软腭的外观及对称性 观察要点：a. 正常软腭高度或异常软腭下垂；b. 分叉悬雍垂；c. 正常大小，扁桃体肥大或无扁桃体；d. 节律性波动或痉挛
手电筒、小镜子	"再张开你的嘴，尽量平稳和尽量长地发'啊'（至少示范 10 秒），准备，开始"	照在软腭上，评定肌肉的活动，并把小镜子或鼻息镜放在鼻息下 观察要点：a. 正常中线无偏移或单侧偏移；b. 正常或运动受限；c. 鼻漏气；d. 高鼻腔共鸣，低鼻腔共鸣，鼻喷气声
小镜子或鼻息镜	"鼓起腮，当我压迫时不要让气从口或鼻子漏出"	把拇指放在一侧面颊上，中指放在另一侧面颊，然后两侧同时轻轻施加压力，把鼻息镜放在鼻孔下 观察要点：鼻漏气或口漏气
气球、小镜子	"请努力去吹这个气球"	当患者企图吹气球时，把镜子放在鼻孔下 观察要点：鼻漏气或口漏气

Ⅶ. 舌

用具	说明	方法及观察要点
无	"请伸出你的舌头"	评定舌外伸活动：a. 正常外伸或偏移；b. 正常或外伸缩短，如有舌肌萎缩、肿物或其他异常，应做记录
无	"请伸出你的舌头，尽量快地从一侧向另一侧摆动（至少示范 3 秒），开始"	评定速度、运动状态和范围：a. 正常或速度减慢；b. 正常或范围受限；c. 灵活、笨拙、扭曲或张力障碍性运动
无	伸出舌头，舔嘴唇外侧及上下唇（至少示范 3 次）	观察要点：活动充分、困难或受限

VIII. 下颌（咀嚼肌）

用具	说明	方法及观察要点
无	"面对着我，慢慢地尽量大地张开嘴，然后像我这样，慢慢地闭上（示范3次），准备，开始"	把一只手的食指、中指和无名指放在颞颌关节区，评定下颌的运动是否沿中线运动或有无异常的下颌运动 观察要点：a. 正常或异常的下颌下拉；b. 正常或偏移的下颌上抬以及不自主的张力障碍性运动，颞颌关节弹响或异常突起

IX. 反射

用具	说明	方法及观察要点
细棉絮	患者睁眼，要求被检测眼球向内上方注视	用细棉絮从旁边轻触外侧角膜，引起眼睑急速闭合，刺激后闭合为直接角膜反射，同时对侧眼睑闭合为间接反射 a. 被检侧消失，直接反射（＋） 对侧消失，间接反射（＋） 反射类型：一侧三叉神经疾患 b. 患侧直接反射（＋） 间接反射（－） 反射类型：一侧面神经麻痹
叩诊锤	"下颌放松，面向前方"	将左手拇指放在下颌齿裂上，右手持叩诊锤轻叩拇指，观察其反射的有无及强弱程度，轻度咬肌收缩或明显收缩为阳性，无咬肌收缩为阴性
纱布块	"请伸出舌头"	用纱布握住舌体突然向前拉舌，突然后缩为阳性，无后缩为阴性
长棉签	"仰起头，大张开口"	用长棉签轻触咽弓周围，有呕吐反应为阳性，无呕吐反应为阴性
叩诊锤	"双眼睁开向前看"	用叩诊锤轻叩眼眶，两眼轻闭或紧闭为阳性，无闭眼为阴性，如左右有差异要记录
叩诊锤	"口部放松"	轻叩唇周，向同侧收缩为阳性，不收缩为阴性，注明左（L）、右（R）

（三）构音检查

构音检查是以普通话为标准，结合构音类似运动对患者的各个言语水平及其异常的运动障碍进行系统评定。构音检查不仅对训练具有较好的指导意义，而且对训练后的患者进行再评定，以及修改、制订治疗方案均有指导价值。

1. 房间及设施的要求

（1）房间内应安静，没有可能分散患者注意力而影响训练的物品。

（2）光线适宜，通风良好，放置两把无扶手椅及一张训练台。

（3）椅子高度应以检查者和患者处于同一水平为宜。

（4）检查时，检查者和患者可以隔着训练台相对而坐，也可以让患者坐在训练台的正面，检查者坐在其侧面。

（5）为避免分散患者的注意力，除非患者是年幼的儿童，患者的家属及陪护尽量不要在训练室内。

2. 检查用具 单词检查图卡 50 张、记录表、压舌板、卫生纸、消毒纱布、吸管、录音机、鼻息镜。上述检查物品应放在一清洁小手提箱内。

3. 检查范围及方法

（1）会话 通过询问患者的姓名、年龄、职业、发病情况等，观察患者是否可以发声、讲话，音量、音调变化是否清晰，有无气息声、粗糙声、鼻音化、震颤等。一般 5 分钟即可，需要录音。

（2）单词检查 此项由 50 个单词组成，要求患者按顺序读单词，记录患者的检查情况。也可根据单词的意思制作成 50 张图片，将图片按照记录表中词的顺序排好或在背面注上单词的号码，检查时可以节省时间。表中所有的单词和文章等检查项目均用国际音标，记录时也采用国际音标，除应用国际音标记录外，无法记录的要尽量描述。检查时首先向患者出示图片，患者根据图片的意思命名，不能自述者可采用复述引出，边检查边将检查结果记录在构音障碍的记录方法表上，对于正确、置换、省略、歪曲等的标记符号和标记方法如下，见表 6-4。

表 6-4 构音障碍的记录方法

表达方式	判断类型	标记	说明	举例		
				国际音标	汉语拼音	汉字
自述引出、无构音错误	正确	○	画在正确单词上	tAsuan	dàsuàn	大蒜
自述、无歪曲但其他音替代	置换	—	画在错误音标下	tAsuan t	dàsuàn t	大蒜
自述、省略、漏掉音	省略	/	画在省略音标上	tAsuan	dàsuàn	大蒜
自述、与目的音相似	歪曲	△	画在歪曲音标上	△ Asuan	△àsuàn	大蒜
歪曲严重、难以判定是哪个音歪曲	无法判断	×	画在无法分辨的音标下	t Asuan ×	dàsuàn ×	大蒜
复述引出		（ ）	画在患者复述出的词上	（tAsuan）	（dàsuàn）	大蒜

注：如有其他异常要加相应标记，四声错误要在单词上面或角上注明。

（3）音节复述检查 此表是根据普通话的发音方法设计而成，共有 140 个常用的和比较常用的音节。目的是在患者复述时，观察患者构音特点的同时注意患者的异常构音运动，以发现患者的异常构音特点及规律。方法是检查者说一个音节后，让患者复述，标记方法同单词检查法，同时把患者异常的构音运动记入构音操作栏，确定构音错误的发生机制，从而制订训练计划。

（4）文章水平检查 通过在限定连续的言语活动中，治疗者观察患者的音调、音量、韵律、呼吸运动等情况。选用的文章通常为一首儿歌，患者有阅读能力的可自己朗读，不能朗读的由检查者复述引出，记录方法同前。

什么虫儿嗡嗡嗡？什么虫儿提灯笼？

什么虫儿爱跳舞？什么虫儿吃害虫？

蜜蜂飞来嗡嗡嗡，萤火虫儿提灯笼。

花儿蝴蝶爱跳舞，蜻蜓最爱吃害虫。

（5）构音类似运动检查　根据普通话的特点，选取有代表性的 15 个音的构音类似运动，如 [f]（f），[p]（b），[p']（p），[m]（m），[s]（s），[t]（d），[t,]（t），[n]（n），[l]（l），[k]（g），[k,]（k），[x]（h）等，[f] 表示国际音标，（f）表示汉语拼音。方法是检查者示范，患者模仿，观察患者是否可以做出类似运动，在结果栏"能"与"不能"项标出。此检查可发现患者构音异常的运动基础，对指导今后的言语训练具有重要意义。

（6）结果分析　将前面的单词、音节、文章、构音运动检查发现的异常分别记录加以分析，并确定类型，共 10 个栏目，见表 6-5。

表 6-5　构音异常记录表

（1）错音	（2）错音条件	（3）错误方式	（4）一贯性		（7）被刺激性		（10）构音类似运动	错误类型	备注
			（5）发声方法	（6）错误	（8）音节	（9）音素			

1）错音：是指发什么音时出现错误，如 [p]（b）、[p']（p）。

2）错音条件：是指在什么条件下发成错音，如词头以外或某些音结合时。

3）错误方式：指所发成的错音方式异常。

举例见表 6-6。

表 6-6　错音、错音条件、错误方式举例

错音	错音条件	错误方式
[k]	与 [ɑ] 或 [o] 结合发音	[t]
[t]	词头以外	歪曲

4）一贯性：包括发声方法和错误。

5）发声方法：发音错误为一贯性的以"＋"表示，非一贯性也就是有时正确者以"－"表示。

6）错法：错误方式与错音是一致的，以"＋"表示；各种各样以"－"表示。

举例：［ts］、［ts'］发成［t］、［t'］，如发声方式标记"＋"，说明［ts］、［ts'］发音错误是一贯性的；若标记为"－"，说明患者将［ts］、［ts'］有时发成［t］、［t'］，有时发成其他音。

7）被刺激性：以音节或音素形式进行提示，能纠正构音错误的为有刺激性，以"＋"表示；反之为无刺激性，以"－"表示。

8）构音类似运动：可以完成以"＋"表示，不能完成以"－"表示。

举例：2（－）说明项目2的总体运动虽不能完成，但项目中的分项2－1的运动可以完成。

9）错误类型：根据目前所了解的构音异常，共总结出26种类型集中在方框内，经前面检查分析，根据异常特点从中选一项或几项相符类型填入结果分析表的错误类型栏内。

举例：［k］发成［t］，［k'］发成［t'］，为齿龈化，置换。［s］发成［k］，为软腭化，置换。

（7）总结　将患者的构音障碍特点进行归纳分析，结合构音运动和训练方法进行总结，见表6－7。

表6－7　常见的构音异常

错误类型	举例	说明
1. 省略	布鞋（buxie）	物鞋（wuxie）
2. 置换	背心（beixin）	费心（feixin）
3. 歪曲	大蒜	类似"大"中"d"的声音，并不能确定为置换的声音
4. 口唇化		相当数量的辅音发成"b、p、f"的音
5. 齿背化		相当数量的音发成"z、c、s"的音
6. 硬腭化		相当数量的音发成"zh、ch、sh"和"j、q、x"
7. 齿龈化		相当数量的音发成"d、t、n"音
8. 送气音化	布鞋（buxie）	铺鞋（puxie），将多数不送气音发成送气音
9. 不送气化	踏（ta）	大（da），将多数送气音发成不送气音
10. 边音化		相当数量的音发成"l"
11. 鼻音化	怕（pa）	那（na），将多数非鼻音发成鼻音
12. 无声音化		发音时部分或全部音只有构音器官的运动但无声音
13. 摩擦不充分	发（fa）	摩擦不充分而不能形成清晰的摩擦音
14. 软腭化		齿背音、前硬腭音等发成"g、k"的音

项目三 构音障碍的治疗

构音障碍的治疗目的是促进构音器官重新获得协调运动功能，使患者正确的发音、说话。治疗要在安静场所进行，急性期可以在床边进行，如果能够在轮椅上坚持 30 分钟，可以在治疗室内进行。多采用一对一的治疗方法，有时也可以配合集体治疗。

一、构音障碍的治疗原则

1. 侧重言语症状　临床上，治疗构音障碍的侧重点往往针对的是异常言语症状，而不是按照构音障碍类型制订治疗计划。因此，治疗计划的设计应侧重于异常的言语表现，兼顾各种不同类型构音障碍的特点进行设计。

2. 按评定的结果选择恰当的治疗顺序　构音器官评定所发现的异常部位便是构音运动训练的出发点，训练时要遵循"循序渐进、由易到难"的原则。训练时应按照呼吸、喉、腭、腭咽区、舌体、舌尖、唇、下颌运动的顺序逐个进行训练。分析这些结构与言语产生的关系，治疗从哪一环节开始和先后的顺序，则需要根据构音器官和构音评定的结果来确定。对于轻中度患者，训练主要以自身主动训练为主；对于重度患者而言，则需要治疗师采用手法辅助治疗。

3. 选择适当的训练内容和方法　训练内容设置时要考虑患者的注意力、耐力及兴趣，检查者要给予患者反复刺激以强化训练，循序渐进。根据患者的病史，构音障碍的程度，损伤的部位、范围及性质，给予患者适当的治疗方法，急性期患者可在床边进行训练，若患者能坚持坐位 30 分钟，可在治疗室内进行。治疗的次数和时间原则上越多越好，但要注意个体差异，尽可能考虑到患者的生活、年龄、认知水平等，还要有趣味性，避免过度疲劳，通常一次治疗以 30 分钟为宜。

4. 强化患者的信心　训练期间，治疗师要以积极、耐心的态度，影响和感染患者及家属，让其树立战胜疾病的信心，对患者做出的各种反应要给予鼓励，使其能持之以恒地进行康复训练。

二、轻度至中度构音障碍的治疗

轻度至中度构音障碍，有时听不懂或很难听懂和分辨患者的言语表达，从治疗学的观点看，往往针对的是异常的言语表现而不是构音障碍的类型。言语的发生是受神经和肌肉影响的，所以姿势、肌张力、肌力和运动协调的异常都会影响到言语的质量。言语治疗应该从改变这些状态开始，而这些状态的纠正会促进言语的改善。

(一)构音运动的训练

1. 唇、舌、下颌运动训练

几乎所有构音障碍患者都存在唇、舌、下颌的运动不协调，其运动不协调会使所发的音歪曲、置换或难以理解。一般来说，训练患者构音器官的运动力量、运动范围、运动的准确性，然后再进行运动速度和交替协调性的训练。这些运动对产生准确、清晰的发音是非常重要的。训练方法如下：

（1）双唇尽量向前噘起（发 u 音位置），然后尽量向后收拢（发 i 音位置），保持最大运动范围并交替运动。

（2）双唇尽量紧闭，夹住压舌板，治疗师可向外轻拉压舌板，增加唇闭合的力量。

（3）鼓腮数秒，保持数秒后突然排气，此训练有助于发爆破音。治疗师或患者可在鼓腮时用手指挤压双颊以增加抵抗力。

（4）舌尽量做前伸、回缩、向上向后卷起、舌尖由一侧口角向另一侧缓慢移动等，治疗师可以用压舌板给舌运动抗阻。

（5）舌尖紧贴下齿，舌面抬高至硬腭，以后逐渐增加运动次数。

（6）舌尖沿上下齿龈做环形"清扫"动作。训练时要面对镜子，这样会使患者便于模仿和纠正动作。另外，可以用冰块摩擦面部、唇部以促进运动，每次 1～2 分钟，每日 3～4 次。

（7）下颌运动训练方法：①保持上下颌最大的运动范围做张口、闭口动作，先缓慢进行，之后再加快速度；②下颌前伸，由一侧向另一侧缓慢移动；③患者用力张口，治疗师用手上推下颌，或患者闭口，治疗师下拉下颌。

2. 软腭抬高　软腭运动无力或软腭的运动不协调，可造成构音障碍的共鸣异常和鼻音过重，说出来的话难以听懂。训练方法如下：

（1）用力叹气可促进软腭的抬高。

（2）重复发"ɑ"音，每次发音后休息 3～5 秒。

（3）发爆破音与开元音"pɑ，bɑ"，摩擦音与闭元音"si，xi"，鼻音与元音"mɑ，ni"。

（4）用细毛刷直接刺激软腭，如果软腭轻瘫，用冰块快速擦软腭，数秒后休息，可增加肌张力，刺激后立即发元音。

（5）发元音时，将镜子、手指或纸巾放在鼻孔下，观察是否有漏气。

3. 本体感觉刺激训练　面部肌肉的活动是以各肌群的协调运动为基础的，对面部进行压力、牵拉、抵抗运动以及面部感觉刺激，可有效提高面部各肌群的协调运动。

（1）压力　用手指或拇指指尖实施，如对颏下舌肌外部施行触压，对舌骨施行压力，有助于吞咽。

（2）牵拉　指再运动时，用手指对收缩的肌纤维施行反复的轻击，从而刺激更大范围的收缩，如沿收缩的笑肌轻轻拍打，可促进微笑动作。

（3）抵抗　指对运动施加一个相反方向的力量，以加强这一运动的产生，只有当患者能够做某种程度的肌肉收缩动作，才能执行。抵抗力量施加于健侧，当患侧力量足够强后，才可施加于患侧。

（4）面部感觉刺激　用一块冰或长冰棉棒由嘴角向外上方沿颧肌肌腹向上划，并可刺激笑肌，由下向嘴角划动，时间为 3～5 秒，反复刺激。其机理是刺激温度感受器，使冲动通过纤维达到中枢神经，这时肌梭的敏感性增加，神经肌肉兴奋，肌肉收缩。还可以用软毛刷沿上述部位轻而快的刷 1 分钟。

（二）发音训练

1. 语音启动　患者完成以上动作后，先做无声的构音运动，然后轻声的引出靶音。原则上是先训练发元音，然后发辅音，再将元音和辅音结合形成音节，最后到训练单词和句子。具体方法如下：

（1）训练元音发音时，一般先从发音起始动作易于掌握的单元音（如"a""u""i"）开始训练，如发目的音"u"时，可先嘱患者用鼻深吸气，在吸气末尽可能向前噘嘴（"u"音的起始发音动作），同时憋气，随着呼气发出"u"音。

（2）训练辅音发音时，应先从患者易于掌握的双唇辅音开始，如"p""b"，可先嘱患者用鼻深吸气，在吸气末紧闭双唇，同时憋气，随着呼气发出"p"；当发"b"时，随着呼气应拖长音发"b—"。

（3）训练音节发音时，在能完成元音、辅音训练后，将辅音与元音结合形成成音节，如"bu""pa"等，进行音节训练时，初始阶段最好是拖长音拼读，如目的音为"bu"时，发音为"b—u—bu"，这样发音有利于口形的转换及舌体的滑动，可使语音间的结合时间充足。

（4）当熟练掌握上述发音后，就采用"元音+辅音+元音"的形式继续训练，如"apa""ami""apu"等，最后过渡到单词和句子。单词和句子的训练原则也应从简单到复杂，循序渐进。

2. 韵律训练　轻度至中度患者发音时，由于构音器官的运动及灵活度异常，使多数音发成歪曲音，或韵律失常，控制语速则可以明显改善言语的清晰度。拖长音说话是降低语速最简单且易行的方法，可用节拍器控制，也可以由治疗师有节奏地拍手、敲桌子等来控制，速度根据患者的具体情况来决定。如说"妈妈爱宝宝"，可说成"妈—妈—爱—宝—宝"。但这种训练方法不适合重症肌无力患者，因为会使肌力进一步减弱。

3. 辨音训练 患者对语音的分辨能力对是否能够准确发音有非常重要的作用，所以要对患者进行辨音训练，首先要让患者分辨出错音。可通过口述或放录音，也可以采用小组讨论的形式，由患者说一段话，让其他患者评议，最后由治疗师纠正。

4. 克服鼻音化训练 鼻音化是由于软腭运动减弱，腭咽部不能适当闭合，将鼻音以外的音发成鼻音。训练的目的是加强软腭肌肉的强度。

（1）**引导气流法** 此方法是引导气流从口腔通过，减少鼻漏气，如吹乒乓球、吹纸片、吹吸管、吹喇叭、吹蜡烛、吹哨子等，都可以集中和引导气流，如用手拿一张中心画有靶心或有洞的纸，接近患者的嘴唇，让患者嘴唇聚拢发"u"音去吹靶心或洞，当患者持续发音时，慢慢把纸移向远处，一方面可以集中引导气流，另一方面可以训练患者延长呼气功能。

（2）**"推撑"疗法** 即患者把双手掌放在桌面上向下推，或双手掌由下向上推，或双手掌相对推时，在用力的同时发"ɑ"音，随着一组肌肉的突然收缩，其他肌肉也趋向于收缩，从而促进腭肌收缩和上抬。

（3）用细毛刷、冰块快速刺激软腭，数秒后休息，可增加肌张力。刺激后立即发元音"ɑ"，同时想象软腭抬高，然后鼻音与唇音交替发声，如"mɑ、bɑ、mi、pɑ"，以形成对照。

此外，训练患者发舌根音"gɑ""kei""kɑ""gei"也可以用来加强软腭肌力，促进腭咽闭合。

5. 克服费力音训练 这种音是由于声带过分内收，致使发音时声音好像是从喉部挤出来的，听起来喉部充满力量，因此，训练目的就是让患者获得容易的发音方式。具体的训练方法如下：

（1）**打哈欠法** 让患者在一种很轻的打哈欠状态时发声，因为打哈欠时声门完全打开，可使声带内收过紧的状态得到控制。另外，可以训练患者随着"h（喝）"或"x（吸）"的音发音，由于此音是声带外展产生，因此可以用来克服费力音。

（2）**颈部肌肉放松法** 让患者将头颈部从前到后缓慢旋转，使颈部充分放松，同时练习发声。颈部放松时可以产生较容易的发声方式。

（3）**咀嚼训练** 可以使声带放松和产生适当的肌肉张力，训练患者从咀嚼时不发声到逐渐发音。

6. 克服气息音训练 气息音的产生是由于声门闭合不充分引起的，因此训练的目的是让患者发声时关闭声门。具体方法如下：

（1）"推撑"疗法训练。

（2）用一个元音或双元音结合辅音和另一个元音发音，如"ada""ama""eima"

等，再用这种元音和辅音诱导发音的方法来产生词、词组和句子。对单侧声带麻痹的患者可注射硅来增加声带的体积，当声带接近中线时，可能会产生较好的声带振动。

7. 音量控制训练

（1）指导患者持续发简单的双唇音，如"m""p""b"，然后与元音"a""i""u"等结合在一起发，如"ma""mi""pa""bu"等，逐渐缩短双唇音，延长元音。如果患者持续发双唇音"m"困难，也可发鼻音"n"。最后让患者朗读较容易发的字、词、词组、语句，目的是改善呼气和音量，通过口唇的位置变化进行对比，促进发音的连续性。

（2）患者保持松弛体位，可采取让患者数数、朗读儿歌、古诗等方式，要求音量由小到大，然后由大到小，或者音量一大一小交替进行。在复述练习中，治疗师逐步拉长与患者的距离，直到治疗室可容纳的最长距离，鼓励患者尽量用最大音量，提醒患者尽可能地放松，可做深呼吸。

(三) 语言的节奏训练

语言的节奏是由音色、音量、音高、音长四要素构成的，其中任何一个要素在一定时间内有规律地交替出现，就形成了节奏。在构音障碍中，运动失调型构音障碍和运动过弱型构音障碍患者中均存在重音、语调和停顿不当与不协调，需要进行语言节奏训练。

1. 重音与节奏训练 重音和节奏是相互依存的，因此两者很难分开，在治疗时，两者可使用共同的方法。

（1）控制呼吸 控制呼吸可使重音和轻音显示出差异，从而产生语言的节奏特征。所以进行呼吸训练有助于发音，同时也为节奏和重音控制奠定了基础。

（2）朗诵诗歌训练 朗诵诗歌训练可促进节奏的控制，治疗师可用手或笔敲打节奏，帮助患者控制节奏。

（3）强调重音 训练时可应用对话练习来强调重音，强调重音是为了突出语意重点或为了表达强烈情感而用强音量读出来的重音，具体可用以下句子练习。

谁今天加班？

小张今天加班。

你什么时候可以出院？

我明天可以出院。

你今天去不去公园？

我今天去公园。

你明天到哪儿去？

我明天去苏州。

2. 语调的训练 语调不仅是声带振动的神经生理变化，而且也是说话者表达情绪、情感的方式。通常认为，一般疑问句、短促的命令句，以及表示愤怒、紧张、警告、号召的语句使用升调；表示惊讶、厌恶、迟疑情绪的语句用曲折调；一般陈述句使用平稳、没有显著变化的平直调。语调练习如下：

（1）练习升调和降调，如从一声到四声的练习。如：

a……↗a……↘a……↗↘a……↘↗a

（2）治疗师做示范，患者模仿不同的语调，传递感情，如高兴、生气、兴奋、厌烦、疑惑、失望、悲哀、鼓励等。如：

我这次模拟考试又得了第一！↗

孩子们又吵架了，真让人生气。↘

下周就要放暑假了，我好兴奋！↗

今天又要加班，真烦！↘

我不清楚他说的是什么意思。↗

他这次又没有考好，有点失望。↘

他父亲去世了，他很伤心。↘

来！我们再来试一下！↗

（3）简单陈述句、命令句的语调练习，这些语句要求在句尾用降调。如：

我们今天一起做作业。↘

把门关上！↘

我们来吃饭吧！↘

（4）疑问句练习时，要求在句尾用升调。如：

这是你的书吗？↗

我可以进来吗？↗

你是这个学校的学生吗？↗

三、重度构音障碍的治疗

重度构音障碍患者多见于两种：一种是处于急性期的患者；另一种是病程长、病情重，并且已形成后遗症或病情逐渐加重的退行性病变的患者，如多发性硬化和肌萎缩侧索硬化等。他们往往因严重的肌肉麻痹导致运动功能严重障碍而难以发声，在构音检查的项目中只能完成个别音节的复述和个别音节的部分构音类似运动，而且不充分，构音器官检查中的绝大多数项均不能完成。前一种适合用言语辅助装置，在确保进行交流的同时利用手法辅助进行呼吸和构音训练；后一种往往适合用各种类型的交流辅助系统以保证交流，构音训练常难以取得较好的疗效。

1. 手法　适合于无法进行主动运动或自主运动控制很差的重度构音障碍患者，通过手法可以使患者逐步完成自主构音运动。

（1）呼吸训练　这类患者往往呼吸很差，特别是呼气相短而弱，很难在声门下和口腔形成一定的压力，若不改善呼吸控制能力则不能改善发声，所以呼吸训练应视为其首要训练项目。

①体位：训练时可以采取卧位或坐位进行，采取卧位时，双下肢屈曲，腹部放松，头偏向一侧或侧卧位；采取坐位时，应做到腰板挺直，双肩保持水平，头保持正中位，双眼目视前方。

②主动控制呼气训练：尽量让患者延长呼气时间，一般采用鼻吸口出方式，即平稳的由鼻吸气，然后从口缓慢呼出。若患者不能自行完成，患者吸气时可由患者或家属用拇指、食指捏紧患者的上、下唇，呼气时放开双唇，同时捏紧鼻子，休息半分钟左右再重复进行。此训练也可结合发音训练，如在呼气时尽可能长时间发"s、f"等摩擦音，从不出声音逐渐过渡到呼气时进行同步发音，并可变换摩擦音的强度和长度。

③增加呼吸气流训练：让患者吹气球、吹蜡烛、吹纸片，或使用吸管往盛有水的水杯中吹泡泡，以延长呼气时间，也可进行吸气—屏气—呼气方法训练，即治疗师数1、2、3时，患者吸气，然后数1、2、3时，患者憋气，治疗师再数1、2、3时，患者呼气，以后逐渐增加呼气时间直至10秒。

④辅助呼吸训练：如果患者的呼气相短而弱，应采取辅助呼吸训练。患者要放松并平稳地呼吸，治疗师将双手平放在患者的上腹部，在呼气末时，平稳地给患者腹部施加压力，通过横膈的上升运动使患者的呼气相延长，并逐步让患者结合发"s、f"等发声练习一起训练。每次呼吸之间要有停顿，防止过度换气。

（2）舌的训练　重度构音障碍患者舌的运动严重受限，无法完成前伸、后缩、上举、侧方运动等。上运动神经元损伤患者的舌表现为僵硬状态；下运动神经损伤后，舌为软瘫状态，并存在舌肌的萎缩。治疗时在手法上应有所不同，上运动神经元损伤的训练要适当，避免过度训练，否则会出现运动功能下降的症状；具体方法是治疗师需戴上指套或用压舌板协助患者做舌的各种运动。

（3）唇的训练　唇的运动对构音很重要，大部分患者都存在严重的唇运动障碍，通过手法可以帮助患者做双唇展开、缩拢、前突运动，并进行吹吸及爆破音的训练。下颌肌麻痹的患者可能会出现下颌的下垂或偏移而使唇不能闭合，治疗师可以把左手放在颌下，右手放在患者的头部，帮助患者做下颌上举和下拉的运动，使双唇闭合和张开。唇的训练不仅可为患者发双唇音做好准备，其流涎症状也可以逐渐减轻或消失。

2. 交流辅助替代系统　重度构音障碍的患者，由于言语运动功能的严重损害，即使经过语言训练，言语交流也是难以进行的，为使这部分患者能进行社会交流，言语治疗师可根据每个患者的具体情况和未来交流的实际需求，选择设置替代言语交流的一些方法并予以训练。交流辅助替代系统包括很多种类，目前国内最简单常用的包括图片板、词板和句子板等。图片板画有多幅日常生活的图画，对于文化水准较低和失去阅读能力的患者会有所帮助。词板和句子板标有常用词和句子，有些句子板还可以在适当的位置留有空隙，由患者在需要的时候补充填写一些信息。词板、句子板适用于有一定文化水准和运动能力的患者。经过训练，患者可通过交流板上的内容表达各种意思。

近些年来，随着电子工业的高速发展，许多发达国家已研制出体积小、便于携带和操作的交流器，有的装置还可以转化合成声音，这些在我国还是有待开发的。患者可以使用各种类型的交流板，也可根据患者的情况来设计交流板，这种方法简单而可行，可以促进患者交流的能力，提高其日常生活质量。在为患者设计交流板时，关键要对患者的运动功能、智力、语言能力等进行全方位的评定，充分利用患者的残余能力来进行设计。在使用途径和方法方面，还要对患者的运动功能进行评价，例如患者是高位四肢瘫，采用的控制方法就是利用"眼指示"或"头棒"选择交流板上的内容来进行交流。除此之外，还要对患者的交流对象进行评价。总之，要选择能充分发挥患者的残余功能和最简单易行的交流辅助手段。随着患者水平的提高，要随时调整和增加交流板上的内容，最终使患者能够使用现代的交流辅助系统来补偿由于重度运动障碍所导致的言语交流障碍。

复习思考

一、单选题

1. 下列哪项不是形成器质性构音障碍最常见的原因 （   ）

A. 先天性面裂　　　　　　　B. 帕金森病　　　　　　　C. 先天性唇腭裂

D. 齿裂咬合异常　　　　　　E. 巨舌症

2. 痉挛型构音障碍为 （   ）

A. 小脑系统障碍　　　　　　B. 中枢性运动障碍　　　　C. 周围性构音障碍

D. 锥体外系障碍　　　　　　E. 运动系统多重障碍

3. 气息音常见于 （   ）

A. 运动过弱型构音障碍　　　B. 运动过强型构音障碍　　C. 迟缓型构音障碍

D. 痉挛型构音障碍　　　　　E. 失调型构音障碍

4. 在对构音障碍进行评价时，应结合哪种运动评估 （   ）

A. 呼吸　　　　　　　　　　B. 突唇　　　　　　　　　C. 伸舌

D. 构音类似运动　　　　　　E. 吹

5. 重度构音障碍治疗时更多地需要治疗师进行（　　　）

A. 采用手法辅助治疗　　　B. 发音训练　　　C. 呼吸训练

D. 放松训练　　　E. 构音运动训练

6. 患者，女，65 岁，因脑干出血 2 个月收入康复科，患者 2 个月来一直卧床，体质虚弱，坐起时有明显的体位性低血压表现，查体：神志清晰，发声不能，听理解正常。临床考虑为重度构音障碍，请问在构音障碍的治疗上该患者首要的训练项目应为（　　　）

A. 耸肩训练　　　B. 饮食训练　　　C. 呼吸功能训练

D. 听理解训练　　　E. 放松训练

7. 患者，男，4 岁，吐字不清来诊，检查发现言语清晰度低，g、k、d、t 发音不清，肢体运动正常，舌、唇、腭结构运动正常，平均听力阈值为 30 dB，智商正常，此患者最可能的构音障碍诊断是（　　　）

A. 失语症　　　B. 器质性构音障碍　　　C. 运动性构音障碍

D. 运动过强型构音障碍　　　E. 功能性构音障碍

8. 患者，男，75 岁，以"脑梗死，言语不利"来诊，检查发现言语清晰度低于30%，以鼻音化为主，声音粗糙，舌唇张力高，活动差，其他语言模式检查正常，该患者最可能的构音障碍诊断是（　　　）

A. 痉挛型构音障碍　　　B. 混合型构音障碍　　　C. 失调型构音障碍

D. 运动过强型构音障碍　　　E. 迟缓型构音障碍

二、名词解释

1. 构音障碍

2. 运动性构音障碍

3. 器质性构音障碍

4. 功能性构音障碍

三、思考题

1. 构音器官评估过程中，需要对哪些方面进行评估？

2. 克服费力音的目的就是让患者获得比较容易的发音方式，在康复实践中，你如何帮助患者克服费力音？

扫一扫，知答案

扫一扫，看课件

模块七

口 吃

【学习目标】

1. 掌握 口吃的治疗方法。
2. 熟悉 口吃的定义、症状和评定方法。
3. 了解 口吃的病因。

案例导入

患者张某，男性，6岁，上幼儿园大班。张某刚入园时，适应能力差，爱哭，但是口齿清楚，没有口吃现象。可最近一段时间突然发生口吃，而且越来越严重，说话时一个字要重复好几次才能接着说下去。在课堂上回答问题时，口吃表现尤其严重，在着急或兴奋时也常有此现象。张某出生时一切正常，1岁左右开始说话，发音正常；4岁后，突然有些结巴，开始时第一个字的音难发，后来在中间也会出现结巴的现象；张某性格有点内向，在3岁时，曾经学了1个月的钢琴，但对此不感兴趣，每次练琴都受到责骂，母亲要求十分严格，孩子也常为此哭闹，之后就发生口吃了。据了解，孩子的父亲有时也有口吃现象，但不严重，大多数情况下都能正常发音。

请分析张某口吃的原因，并提出有效的矫治方法。

项目一　口吃的病因与症状

口吃（stutter），俗称"结巴""磕巴"，是一种言语流畅性障碍，是以说话时频繁地言语中断、重复或不流畅为主要特征的语音节律障碍。当言语表达不流畅时，常伴有躯体抽搐样动作和面部异常表情。世界卫生组织将口吃定义为："口吃是一种言语节奏的紊乱，即口吃者因为不自主的声音重复、延长或中断而无法清楚表达自己所想表达的内容。"正常人偶尔也会出现上述情况，如因想不起恰当的词汇而说话中断、重说一遍，或自我修正等，这种情况导致的非流畅性言语不属于口吃。口吃是患者始终在脑海中注意，却实际上常出现不能顺利说出的慢性状态。

统计表明，任何种族、文化、语言都有口吃发生，全世界口吃发病率约为1%，一般认为男性口吃发病率高于女性。发生口吃的年龄大部分在3~5岁，即儿童语言发育的主要时期，也可以在儿童期以外的其他时期开始出现第一次口吃。

一、口吃的病因

目前，国内外对口吃的发生机制及病因尚未明确，可能是生理与心理多种因素的综合作用所致。对口吃病因的研究，归纳起来主要有以下几种学说：

1. 模仿和暗示　大部分口吃患者是因儿童时期模仿造成的，即后天习得学说。在语言学习阶段的儿童，对外界有强烈的好奇心，处于模仿性很强和容易接受暗示的时期，此时儿童的身边如果有口吃的人，就容易被儿童作为模仿的对象，在周围口吃者的潜移默化的影响下养成口吃的习惯。

2. 社会心理因素　口语的形成是大脑发出指令，构音器官根据指令的程序开始协调工作，这些器官的功能相互保持平衡，一旦平衡被扰乱，就会形成口吃，而平衡的打破与人的心理因素有很大关系，如儿童会在受到强烈惊吓、被严厉斥责、惩罚、嘲笑、过度紧张、激动、环境突然改变、与他人抢话或急于表达自己等情况下出现说话欠流利的表现。另外，成年人对儿童说话重复或停顿表示不耐烦、随意打断、过多矫正及训斥，也会造成儿童一说话就紧张甚至口吃。而据研究发现，在某些特定的场合中，成年人也容易出现口吃，如成年人在面对领导、长辈或陌生人，开会发言或者与异性约会等，会出现结结巴巴，甚至讲不出话来。

3. 遗传因素　口吃患者有36%~60%存在家族史，所以很多研究者认为口吃与遗传因素有关，同卵双生子比异卵双生子更易患口吃。

4. 疾病因素　如脑部感染、头部受伤、百日咳、麻疹、流感、鼻炎、猩红热、扁桃体炎等疾病使呼吸及发声受到影响后也易引起口吃。

5. 大脑皮质优势学说　有学者发现，口吃患者中左利手多见，认为口吃与大脑优势侧有关。在口吃者中也发现有一部分人曾有在儿童期被强迫纠正"左撇子"的情况，这可能是由于大脑在形成语言优势半球的过程中出现功能混乱而引起口吃。

总之，口吃病因的研究，正朝着循证医学的方向进展，大多数人认同口吃的原因可能是多因素引起的，即除生理因素外的，也存在心理、行为、声学、运动学等方面的原因，各种因素之间可能有复杂的相互作用。

二、口吃的症状分类

口吃的症状是指说话困难或预感说话困难时所引起的一系列反应，包括言语、运动、情绪等方面的症状，又分别从"言语症状""伴随症状""努力性表现""情绪性反应"四个亚项来具体分析。这些症状根据具体病例的不同，有的同时出现，有的先后出现。由于症状不同，性质也不同，因此在检查和评价时应予以全面分析。口吃还需要与构音障碍、精神病性言语紊乱、抽动秽语综合征等相鉴别。

（一）言语症状

口吃主要为言语方面的障碍，所以言语症状为口吃的主要表现，主要分为以下五群：A 群（口吃症状的特点）、B 群（在说话前的准备症状）、C 群（正常者也可以出现的非流畅性言语）、D 群（韵律、音质方面的变化）、E 群（其他）。具体表现见表 7-1。

表 7-1　口吃的言语症状分群

分群		症状特征
A 群	口吃症状的特点	音、音节的重复
		词的部分重复
		辅音延长
		元音延长
		在不自然的位置当中出现重音或爆发式发音
		歪曲或紧张（努力发声结果却出现歪曲音，或由于器官的过度紧张而出现的紧张性发音）
		中断（构音运动停止）
B 群	在说话前的准备症状	准备（在说话前构音器官的准备性运动）
		异常呼吸（在说话前的急速呼吸）
C 群	正常者也可以出现的非流畅性言语	词句的重复
		说错话（言语上的失误，也包括朗读错误）
		自我修正（包括语法、句子成分等的修正，反复）
		插入（在整个句子中插入意义上不需要的语音、词、短句等）
		中止（在词、词组或句子未完结时停止）
		暂停（词句中不自然的停顿）
D 群	韵律、音质方面的变化	速度变化（说话速度突然变化）
		声音大小、高低、音质的变化（由于紧张导致在说话途中突然变化）
		用残留的呼气说话（用残留的呼气继续发音）
E 群	其他	其他（A～D 群均不属于者）

（二）伴随症状（表7-2）

表7-2　口吃的伴随症状

身体部位	伴随症状
构音器官、呼吸系统	伸舌、弹舌、张嘴、歪嘴、下颌开合、喘粗气
颜面	鼓腮、抽噎、张着鼻孔、睁大眼睛、眨眼、闭眼
头颈	前后、左右晃动
躯干	前屈、后仰、坐不稳
四肢	握拳、用手拍脸或身体、用脚踢地、四肢僵硬

（三）努力性表现

努力性表现是指口吃患者为了努力避免口吃或努力从口吃状态中解脱出来所表现的解除反应、助跑现象、延长、回避等。具体表现见表7-3。

表7-3　口吃的努力性表现

类型	内涵	具体表现
解除反应	努力从口吃中解脱出来	全身用力、说话暂停、加进拍子、再试试等
助跑现象	为了不口吃，想办法"助跑"	当插入、速度、韵律方面出现问题时有目的地使用，重复开始的语句
延长	将难以发出的音特意延长	发音前有婉转表现或貌似思考样
回避	尽量避开目的音	放弃说话或用别的词代替，使用非言语形式，如使用手势语代替

（四）情绪性反应

口吃患者的情绪性反应主要发生在说话时，或预感到要口吃时，或者正发生口吃时，以及出现口吃之后（表7-4）。

表7-4　口吃的情绪性反应

类型	表现
表情	脸红，表情紧张，表情为难
视线	睁大眼睛，视线转移，视线不定，偷看对方
态度	攻击的态度，故作镇静，虚张声势，心神不定，作怪相，害羞样
行为	羞涩的笑，焦躁，假咳嗽，手脚乱动，抽动样
说话方式	开始很急，语量急剧变化，声音变小，语音单调，欲言又止

（五）其他表现

1. 波动性　是指口吃者初期的流畅性与非流畅性言语常常交替出现。波动性在儿童期多见，可在假期、生病时、环境明显改变后等多种原因下发生，但随着年龄的增长及口吃的进展，其流畅期越来越短。

2. 一贯性 是指患者在反复朗读同一篇文章时，在同一位置、同一音节中出现口吃，这种表现在谈话中也常可见到。一般重度口吃患者的一贯性较高。

3. 适应性 是指患者在反复朗读同一篇文章时，每重复一次，口吃频率就下降一次，口吃愈重其适应性越低。

项目二　口吃的评定

要保证口吃的治疗效果，就需要对不同症状表现的口吃患者进行系统全面的检查和评定，发现患者存在的口吃言语症状，了解导致患者口吃的各种因素，并根据综合评定的结果来制订详细的训练计划。口吃的特点存在波动性，有时口吃非常严重，而有时却不口吃，与周围环境及条件有很大的关系，所以在进行口吃评定时，一定要考虑全面，不能只在简单的环境下进行测定。检查也不要只限定一次完成，可过一段时间进行再次检查，这样才会全面。

一、口吃的病史询问

具体应充分掌握患者的生长生育史，了解口吃现病史，即开始口吃到现在的发展经过，口吃的状况及发展，是否给予治疗，治疗效果如何等。随着口吃的发展，会出现心理方面的问题，所以也应了解口吃患者的自我评价如何，是否有恐惧担心等。另外，需要详细了解患者的家庭环境及其变迁、语言环境、家族史、出生史、运动发育史、社会适应性发育史、利手等。可应用问诊表进行详细记录，见表7-5。

表7-5　口吃的问诊及观察项目

问诊及观察方式		问诊及检查方式			
		问诊表	问诊	检查	观察
既往史	环境 居住环境——搬家，家庭环境变化	√	√		
	家庭——家庭构成，社会经济状态，家庭关系等	√	√		
	语言环境——对语言能力的要求标准，周围、亲戚、邻居中是否有类似疾病	√	√		
	生育史 出生时情况，养育方法，既往史	√	√		
	身体发育，运动发育，社会适应性发育，语言发育，性格形成的情况	√	√		
	教育史，社会史	√	√		
	口吃情况 开始口吃前后的情况，口吃状况及发展	√	√		
	患者及周围的人对口吃的反应，治疗史	√	√		

	问诊及观察方式	问诊及检查方式			
		问诊表	问诊	检查	观察
现病史	有关专科的情况	发音说话器官的基本功能——持续发音，口腔器官协调运动，舌的运动，位置如何			√	√
		言语——呼吸，韵律，构音，清晰度，速度			√	√
		语言——理解，表达（记忆力、模仿、内容适当程度）	√	√	√	√
		运动（包括利手）	√	√	√	√
		社会——对社会的适应（游戏），生活习惯，性格（情绪），人际关系	√	√	√	√
		环境——语言环境，父母	√	√		√
	口吃情况	口吃症状	√	√	√	√
		自我评定	√	√		
	环境	父母的态度及采取的措施	√	√		√

（参考：森山晴之，堀口申作．吃音、听觉言语障碍．东京：医齿药出版株式会社，1980）

二、口吃的症状评定及评定记录表

在设定口吃评定课题时，我们要注意不同的口吃患者容易引起口吃的语音不同，所以要考虑语言学方面的要素，这些要素包括：语音的种类，音的组合，词的种类，词汇的使用频率，抽象程度，词、句的长度及句子的复杂程度等。由于患者的年龄不同，检查项目也有区别，可根据患者的实际情况进行选择，并及时记录口吃检查中所表现出来的言语症状、伴随症状、努力性表现、情绪性反应、一贯性、适应性、波动性等情况。

（一）学龄前儿童口吃的评定

1. 询问口吃儿童的父母　适用于年龄较小和不配合检查的儿童。

2. 自由会话　包括观察儿童与父母的对话，儿童与检查者的对话。了解口吃儿童在日常生活中的说话状态，并在谈话过程中与检查者建立关系，为下一阶段检查做准备。

3. 图卡单词命名（选取名词和动词图片各15张）　在命名中了解出现口吃的情况和特征。

4. 句子描述（选取8张情景图片）　选用简单的和较复杂的情景图片各4张，可给予少量引导语以诱导患儿进行描述。了解患儿在不同句子长度及不同句型当中的口吃状况。

5. 复句描述（选择2张有关联的情景图片）　目的是了解患儿在概括、描述、总结式讲话中的口吃情况。

6. 复述和一起复述（与治疗师一起复述）　可复述一篇小短文，了解患儿在被刺激及相伴复述时的口吃改善情况。

（二）学龄期及成人期口吃的评定

与学龄前期相比，学龄期和成人期口吃评定的难度增加了一些，并增加了朗读内容。

1. 自由会话及回答提问　了解日常生活中及回答问题时的说话状态及口吃状态。

2. 图卡单词命名和句子描述　用名词、动词（各15张）和情景图片（8张）检查，分别了解患者在不同层级语句中的口吃表现和数量；用关联图片（2张）检查，了解患者在总结式讲话时的口吃状态。

3. 朗读单词　用单词、字卡检查，了解患者在朗读单词时的口吃状态，尤其注意根据不同词头音所致口吃表现的差别，将评定结果与口语命名结果相比较。

4. 朗读句子　用句子卡片检查，了解患者在朗读句子时口吃的状态以及句子长度、句子内口吃的位置等。

5. 朗读短文　了解患者在朗读短文时的口吃状态，了解口吃在句子内、词内的位置，以及语法对口吃的影响，还可以了解口吃的一贯性及适应性情况。

6. 复述及一起复述　了解患者在被刺激及相伴复述时的口吃改善程度。

（三）口吃评定记录表（见表7-6）

表7-6　口吃评定记录表

姓名：　　　性别：　　　年龄：　　　职业或学校（幼儿园）：   利手：　　　　　　　　　　　　　　日期：   一、问诊   （一）主诉   （二）现病史   1. 口吃史：   2. 对口吃的态度（本人及家人）：   （三）既往史   1. 生长发育史：   2. 既往疾病史：   3. 家族史：   4. 生活环境史：   二、辅助检查结果及异常记录   三、口吃临床检查小结   1. 言语症状：   2. 伴随症状：   3. 努力性表现：   4. 情绪性反应：   5. 易何时引起口吃：   6. 口吃的一贯性（有、无）、适应性（有、无），具体表现：   　　　　　　　　　　　　　　　　　　　治疗师签名：

三、口吃的程度分级

根据口吃的出现频率，将口吃分为轻、中、重度。具体标准如下：

1. 轻度口吃　2 分钟内出现口吃 1～5 次，即说话时偶尔出现口吃，一般能表达自己的意愿。

2. 中度口吃　2 分钟内出现口吃 6～10 次，即说话时常出现口吃，但还能表达自己的意愿。

3. 重度口吃　2 分钟内出现口吃 10 次以上或无法说话，即说话时频繁出现口吃，很难表达自己的意愿。

项目三　口吃的治疗

口吃是一种非常复杂的言语障碍，不仅有言语流畅性的问题，还伴有心理等方面的问题，因此，针对不同的口吃患者，应结合其口吃言语症状及年龄、文化、性格等方面的具体表现进行综合治疗。但目前还没有找到造成口吃的确切病因，而且影响口吃的因素有很多，因此，治疗口吃是一件不容易的事，经过治疗约有 1/3 的儿童能够治愈，2/3 的儿童症状得到改善。当口吃完全形成后，其治疗就变得更加困难。

一、儿童口吃的治疗

在口吃的最初阶段，口吃儿童大多还未形成恐惧和其他消极心理情绪，主要表现的是音节的重复，其他如延长和阻塞则在其后出现，所以口吃的早期治疗以间接训练为主，包括父母指导、游戏治疗、环境调整等。直接改善口吃的言语症状的训练为直接训练方法，主要针对一些间接治疗无效的儿童。

（一）间接训练

1. 父母指导　儿童在成长时期，其行为和语言主要受到父母及其他家庭成员的影响，但大多数家长并不了解如何对待出现口吃现象的孩子，有时会采取生硬的态度进行纠正，反而会加重其口吃，或者采取漠视的方式，反而增加患儿的无助心理，从而错过口吃恢复的最佳时期。下面这些方法是教父母如何鼓励孩子在放松的语言环境下说话，尽可能解决口吃问题。

（1）减慢说话速度　语速是影响言语流畅性的因素之一，儿童经常加快语速以紧跟成年人的语言节奏。儿童语速加快时，容易出现重复和拖音现象，原因是其口唇和下颌不能快速移动，同时，在快语速时很有可能出现语音形成与呼吸的不协调。一旦儿童学会快速说话，要减慢速度就较难。如果家庭成员能减慢语速，那么儿童就有可能相应的减慢语速。我们可以说"别着急，我们有很多时间听你讲"，而不应该对他说"慢慢说吧，尽量放松"之类的话，因为这些建议会使他感到说话犯了错误，以后应该闭嘴，当他努力地从错误中解脱出来，他的肌肉会变得僵硬，非流畅性言语会增加。此外，家长在说话过程中可尝试留出一定的停顿时间，使儿童想插话时能很轻松地插上话，表达自己的观点，可选择在沉默的片刻停顿，使双方都感到自然。

（2）减少提问式语言　当提问的数量很多时，会使儿童的非流畅性言语增多，因此要改变口语交流方式，减少提问次数，许多父母发现陈述句方式对减少孩子口吃非常有益，应提倡自然表达。如当小孩在玩时，父母用一些简短的句子对小孩谈论他在做什么，想什么，有什么感受，说话语气要适中，不要让孩子感到你在给他做训练，否则孩子可能会拒绝。也可以描述自己过去或感兴趣的某些事情，如小孩愿意插嘴发表自己的看法就让其发表，不发表也不要逼迫。

（3）采用"即刻重复"技巧　对于3岁以下的儿童，如我们能重复他们刚才说过的话，其非流畅性言语可能会减轻。当儿童发生口吃时，小心地简单流畅地重复刚刚说的话，而不引起其对口吃的注意，这不是一种愉快的交流方式，但可以使儿童感到我们已经明白他的意思，使其能放松地愉快地进行交流。另外，还可以使儿童感到父母在认真倾听他们讲话，没有改变话题，所以建议父母采用"即刻重复"技巧，并在2~3个月后逐渐停止。然而，一旦儿童消极抵抗或认为他们被取笑，应立即中止。

（4）随时随地谈论发生的事情　经常谈论当时发生的事情，可使儿童的流畅性言语增加。当谈论的物体和事情摆在他面前时，儿童的发音会更流畅。实物特征可促进口语形成，除了实物，也可以利用绘本、图画，与儿童一起看绘本，可以给图画命名、评论图画或看图讲故事，避免采用"合上书考试"的方式。

（5）倾听与关注儿童说话　当儿童要求家长注意听他们说话时，其非流畅性言语增加。他们不善于等待说话的机会，为了引起注意，他们经常打断家长说话或干扰他们的活动。许多儿童说话时要求家长看着他们，注视他们的眼睛，不希望家长边听边干其他事，往往要求家长100%的注意力，不然儿童就有可能说话更加不流畅。如果当时家长不能集中全部注意力来听，可以让小孩稍等片刻。

（6）减少语言发育压力　大部分2~4岁的儿童的非流畅性言语为语言发育的一个阶段，他们正在学习新词汇并尝试用这些新的词汇连成句子，正在学习不同于陈述句的疑问语序，正在拓展言语的表达和理解。对正在单词获取和言语形成阶段的儿童所表现出的非流畅性言语，治疗的目标是减轻语言发育过程中的压力，减少儿童关于单词、概念、颜色和书写的教育。尽管他们可能会中断学习，但在很轻松的环境中学习，其流畅性言语更容易建立，一旦流畅性言语建立后，父母就可以对其继续进行教育。父母也可以和儿童一块做一些非指令性或非教育性的活动，如玩积木、拼图等，这些活动能促进自发性语言，并且不使儿童感到他需要不断说话。谈话时最好使用简短句，句子越长越复杂，协调性就越容易被打乱，非流畅性言语就会增加，可以将长句分为几个短句，中间稍停顿。

2. 语言环境的改善　口吃的形成与儿童周围的环境因素有一定的关系，要为儿童创造温馨、轻松、愉悦的语言环境，使儿童避免不良环境的刺激，避免精神紧张等消极情绪。首先，家长应向患儿及周围人告知口吃的性质和病因，要求父母、老师、同学及周围人不要过分关注、模仿、嘲笑或指责患儿的言语障碍；其次，用平缓从容的语气及规范流畅的语言与患儿交谈，起到示范作用，有利于患儿模仿和学习；第三，耐心听患儿讲话，不轻易打断，不当面指责患儿的讲话，引导患儿树立克服口吃的自信心。

（二）直接训练

经过间接训练后，有些儿童的口吃消失了，有些得到了改善，但也有一些儿童的口吃改善不明显，可能是环境的干预和交往方式的改变对儿童口吃的效果不明显，这时就需要直接改变儿童的说话行为，对其采用直接干预或训练。

直接训练的适应证：①患者说话时呼吸气流的处理不当或声音紧张；②患者有意识地中止口吃；③患者有意识地回避口吃。

治疗之前，向其家长解释，因为患儿口吃的持续时间长，喉的关闭和呼吸气流已发生功能紊乱，单纯的指导及减压已不能减轻或消除口吃，而说话是复杂行为，需要进行一些必要的训练，可根据儿童的口吃情况有针对性地进行训练，具体训练方法如下：

1. 控制呼吸的训练　深呼吸、喉头与口腔气流中止、喘长气、说话气流不足、长句拖延是口吃患儿的常见症状。对于儿童，控制呼吸气流可能较难，所以应设计一些让患儿放松呼吸，可以回到正常呼吸模式的游戏。比如先做不需要说话的活动，父母、孩子、治疗师背对背坐着，看着天花板放松，按正常呼吸模式轻松地吸入、呼出气体；放松后，再轻柔小量地呼出气体。在活动中，治疗师可先示范，然后父母及孩子进行模仿。然后再进行发音训练，治疗师先以微量吹风方式发"ooo""uuu"元音让儿童模仿；如儿童愿意的话，治疗师用同样的方式说一些数字或词，让儿童模仿。开始时，每次呼气发一个单词，接着每次呼气时发短语和短句，保持气流和发音的连续性。另外，儿童与父母还可做一种慢慢移动海龟的游戏：在牛皮纸上画一条路，一座小山，海龟轻轻地从山上滑下来，徐徐地移动；同样，让一个音或一个字慢慢地滑下来，该目的是使所有声音轻柔缓慢地说出来，仅拉长起始音或元音是不正确的。

2. 放松训练　有时儿童说话时会出现堵塞，口唇、舌等器官出现震颤现象，喉部、舌、口唇等器官突然变硬，似乎在挤出某个单词，或者根本说不出话来，胸腹部也会出现紧张僵硬。这时候要告诉他放松，但是儿童往往不知道该怎么做。治疗师可一边轻轻按摩其腹部，一边说"保持你的肚子软软的"，这种方法对某些儿童比较奏效。另外，对于年龄稍大的儿童可以教其3秒放松法，可从头部到躯干以及四肢逐渐放松，如口唇放松，可以使其紧闭嘴唇，数1、2、3后放松嘴唇；如颈部放松，可使其用力前屈、后伸、左旋、右旋，分别为3秒，然后放松，此方法可获得很好的放松效果。

3. **速度和节律训练**　减慢语速，可减少单词重复的次数，易化起始音的发出。我们要求儿童缓慢地说话，并示范如何缓慢说话，还要杜绝儿童时快时慢的波浪式语言。可以设计一种缓慢说单词或短语的游戏。另外，如果儿童喜欢唱歌，我们可以用一些词或音节唱歌，形成一定的节律，可使儿童放松，唱歌时可以用拍手或者用木棍敲击桌面以获得节律效应，但节拍手段应多样化，我们也可以利用敲鼓或弹奏琴键来训练节律。

4. **音量控制训练**　为了减轻口吃，应设计一种让儿童轻柔说话的训练。当喉部还没达到预期的放松状态时，轻柔、缓慢地说话有可能导致轻微阻塞或重复现象，但没有气流中止的阻塞现象，这时说明口吃已经有所改善。当阻塞时间短或仅有重复现象时，临床观察儿童拖词或重新整理句子的可能性就小，也就可能继续发出目标词，或者当目标词出现时对口吃的影响也比较小。要让儿童针对选择性的词汇进行练习，最大限度地提高喉功能。有时我们要求儿童轻轻地说话时，许多时候他们只会悄悄话（声带不振动而用呼吸声说话），这是可以接受的，我们不希望出现大声低语的效应，因为这样会增加肌肉的紧张度而出现喉部及膈肌发紧的现象。

5. **构音训练**　口吃儿童发元音、浊辅音、清辅音时会对口吃产生影响，许多儿童当遇到起始词为元音或双元音时，口吃更加严重，如发起始词困难，出现停顿现象；当起始词为浊辅音时，儿童言语更加流畅；而起始词为清辅音时，发音比较难。另外，也要注意词的起始音与终止音对喉功能的影响。

6. **治疗师正确的反馈**　治疗师在治疗过程中尽量不用评价性单词，如"正确""错误""好""坏""非常好"等。多用称赞性的话语，如"我们的想法相同""你画了一张漂亮的图"等，让儿童感到不必费力说话，大人也能参与其谈话。

二、成年人口吃的治疗

成年人口吃的治疗方法也适合较大年龄又能配合治疗的儿童，在方式上可以采用强化的形式，用1～2周的时间对口吃者进行集体的强化训练，也可以到医院接受更长时间的专门训练，每次训练的时间为30分钟至1小时。但值得注意的是，成年口吃患者有时还伴有心理方面的问题，而这些问题可以加重口吃的症状，在训练时应结合心理方面的治疗。其具体训练方法如下：

1. 控制语速及言语节律　语速非常快的口吃者可以用节拍器控制口语语速，节拍器上有不同刻度，可以按要求设定速度，开始可以从每分钟 40 节拍开始训练，逐渐提高速度，也可以用口吃训练仪器进行训练。

2. 韵律训练　利用韵律的方式进行训练，选一些单词让患者将字与字之间用韵律连起来，熟练后再用相同的方式训练句子。也可以让患者先用"哼"词的方法将词读出来，再用口语读出，句子训练的方法相同。

3. 齐读法　即与他人同时进行同一内容的朗读。说话者不仅听自己读，还同时听到别人和他一起读，这种听觉反馈的改变可对言语流利性产生一定的效果。具体方法：选定说话内容，治疗师与患者齐读，开始时说话速度要稍放慢（重复 2～4 次），逐渐减少齐读部分，转为以患者为主，治疗师轻轻哼唱，再过渡至治疗师在患者说话开始的阶段进行哼唱或齐读。

4. 肌肉放松法　利用放松肌肉的方法使全身放松（如放松体操；深呼吸，紧握双拳－放松手掌－再紧握双拳，反复几次；3 秒放松法等），在肌肉放松的情况下说话，并可合并应用齐读法；然后在逐渐减少辅助方法（如齐读法）的情况下说话；再逐渐减少身体的放松部位，然后说话；最后在非放松的情况下说话。

5. 呼吸训练法　口吃者说话时常会出现咽喉部发紧、呼吸急促、喘气不畅等，以致难以发音或发不出音，但经检查发现，口吃者的呼吸器官及发音器官一般是正常的。出现上述症状主要是由于呼吸肌紧张，呼吸和发音不能协调工作所致，可在肌肉放松法的基础上进行呼吸训练，如胸腹式呼吸训练、呼气音延长训练等，对改善口吃也有一定的帮助。

6. 听觉反馈仪器训练　近年来，应用听觉反馈，尤其是延迟听觉反馈可提高口吃者言语流畅性，受到人们的广泛关注。人们发现把自己说话的声音延迟 0～220 毫秒，运用录音装置，通过耳塞重现说话的声音或变频声音反馈给口吃者，其言语流畅性会得到提高，年龄越小，对延迟听觉反馈的效应越敏感。但这种方法只对部分口吃者有效，而且应在医生的指导下应用。

7. 心理疗法　一些成年口吃患者不仅有口吃的言语症状，还表现出焦虑、抑郁、强迫、敏感等负面情绪，影响其社会活动和人际交往，给患者带来严重的心理压力和精神负担，从而使口吃症状加重，形成口吃的恶性循环。对于这些口吃患者，可让经验丰富的心理学专家对其进行心理疏导和心理支持治疗，通过心理治疗来帮助患者抒发负面情绪，采用行为疗法、认知疗法、情绪疗法、暴露疗法、森田疗法、系统脱敏疗法等；在治疗的实践中，采取自我系统阅读训练、关爱交心对话疗法、系统社会交往训练等，让患者接触各种不同的环境及不同的人群，在交谈和阅读中解除紧张、恐惧、焦虑、抑郁等，逐步培养患者平稳、镇定自若的心态。心理治疗还应增强患者战胜口吃的信心，使其正确认识口吃，建立健康的心理认知，这对改善口吃症状是非常有帮助的。

8. 药物治疗　目前，也有学者尝试用药物治疗口吃，包括抗焦虑药、抗抑郁药、钙通道阻断剂、支气管扩张剂等，这些药物可在一定程度上改善口吃症状。常用的药物如氟哌啶醇，对治疗口吃有一定效果，但副作用较大，而且易引起药物依赖。

三、口吃的治愈标准

在达到预期的治疗目标后，还要观察一年到一年半左右，才能完全结束训练。这是因为患者在训练中虽然恢复了流畅性言语，但在训练结束后还会出现非流畅性言语。根据 Silverman 标准，口吃的治愈需要符合以下条件：

1. 言语不流利的数量在正常范围。
2. 正常范围的流利言语持续至少 5 年。
3. 患者本身确认不再存在流利性障碍或不再出现此类问题。

复习思考

一、单选题

1. 口吃是指（　　　）

A. 构音异常　　　　　　　B. 流畅度异常　　　　　　C. 发音异常

D. 停顿异常　　　　　　　E. 脑部异常

2. 下列哪项不是口吃的努力性表现（　　　）

A. 解除反应　　　　　　　B. 助跑现象　　　　　　　C. 用脚踢地

D. 回避　　　　　　　　　E. 延长

3. 成年人口吃比儿童口吃存在更严重的（　　　）

A. 呼吸气流的控制问题　　B. 心理症状　　　　　　　C. 喉部紧张问题

D. 构音异常　　　　　　　E. 韵律问题

二、思考题

1. 儿童口吃的言语治疗方法有哪些？
2. 成年人口吃的言语治疗方法有哪些？

扫一扫，知答案

扫一扫，看课件

模 块 八

吞咽障碍

【学习目标】

1. 掌握 吞咽障碍的概念；不同部位吞咽障碍的临床表现；吞咽障碍的筛查方法；与吞咽有关的口颜面功能评估；摄食－吞咽过程的评估；电视荧光放射吞咽功能检查；吞咽障碍治疗计划的制订；吞咽器官运动训练；摄食直接训练。

2. 熟悉 正常吞咽的解剖与生理特点；延髓麻痹与假性延髓麻痹所导致的吞咽障碍的鉴别；吞咽过程的神经支配；吞咽障碍仪器检查的种类及优缺点。

3. 了解 吞咽障碍的常见病因；吞咽障碍的分类；吞咽障碍与言语障碍的关系；吞咽障碍的不良后果。

案例导入

患者张某某，男，40岁，于2014年2月15日以"头痛头晕伴恶心、呕吐、吞咽困难、四肢无力1天"为主诉由急诊入院。时测血压200/100mmHg，查头颅CT示：左侧小脑低密度影。急诊以"中风，脑梗死"为诊断收治入院。经急诊科综合治疗后患者病情无明显改善，时有烦躁，经请会诊后于2月25日转入康复科行康复治疗。查颅脑磁共振示：延脑左份、左侧小脑半球、小脑扁桃体及蚓蚓部新发梗死。诊断考虑"脑梗死（延髓背外侧综合征）"。

查体：BP：178/120mmHg。高级脑功能检查无异常；轻度构音障碍；无坐立位平衡；左侧Brunnstrom评定，左上肢－手－左下肢：5－5－5；左侧肢体肌张力偏低；左侧肢体肌群肌力4级；腱反射存在；左上肢指鼻试验及左下肢跟－膝－胫试验欠稳准。右侧肢体肌力、肌张力无异常。

吞咽功能评估：患者仰卧位，鼻饲饮食，左右唇角对称，闭唇鼓腮正常；咀嚼时颌下拉及上提正常，可抗阻；伸缩舌、舌左右运动、舌上抬及协调运动均正常；软腭运动正常，未见鼻漏气；双侧咽反射消失；喉上抬运动不充分。反复唾液吞咽试验：喉上抬不充分，出现呛咳。洼田饮水试验：Ⅴ级。吞咽造影检查（VFSS）检查：造影剂于会厌谷和梨状窦残留，吞咽时造影剂反流入口腔，未见造影剂进入食管。

> 问题：1. 该患者的吞咽障碍发生于哪期？吞咽障碍部位有哪些？
>
> 2. 吞咽障碍的诊断依据？
>
> 3. 该患者的康复治疗计划是什么？
>
> 4. 该患者的康复治疗措施有哪些？

项目一　正常吞咽概述

吞咽功能是人体的一项重要生理功能，主要目的是为了满足人体摄入营养的需要，吞咽是指食物经咀嚼形成的食团经由口腔、咽和食管入胃的过程，这个过程需要口腔、咽、喉、食管等结构共同的参与和协调运动。吞咽功能的实现除了正常的吞咽器官参与以外，还需要中枢神经的支配。

一、吞咽器官的解剖

参与吞咽过程的器官包括口腔、咽、喉、食管，见图 8-1。

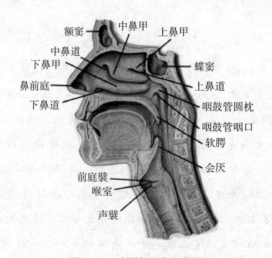

图 8-1　头颈部正中矢状面

（一）口腔

口腔是吞咽器官的起始器官，前部为上下唇，以其围成的口裂与外界相通；后部经咽峡与咽部相通，两侧为颊，上壁为腭，下壁为口腔底。在口腔内有两个重要的沟槽，一个位于上下齿与嘴唇之间，称为前方沟槽；另一个位于脸颊与上下齿之间，称为侧方沟槽。吞咽困难时，食物容易滞留在此沟槽内。

唇部最重要的肌肉是环绕在口腔周围的口轮匝肌，收缩时，使分开的嘴唇关闭，并使唇部皱缩。拮抗这种闭合运动的有三组唇外肌：①唇横肌：将唇角向两侧外拉，将唇抵在牙齿上；②唇角肌：上提上唇，向外下方牵拉下唇；③唇直肌：使唇角收缩。

腭分为硬腭和软腭。软腭占后 1/3，硬腭占前 2/3。软腭后缘斜向下称为腭帆。腭帆后缘游离，中部有乳头状下垂突起，称为腭垂。自腭帆向两侧各有两条弓状皱襞，前方称为腭舌弓，后方称为腭咽弓。腭帆后缘、两侧腭舌弓和腭咽弓共同围成的狭窄称为咽峡，是口腔与咽部的分界处。软腭肌包括腭帆张肌、腭帆提肌、腭垂肌、腭舌肌、腭咽肌。

舌位于口腔的底部，舌部肌群分为舌内肌群和舌外肌群，前者起止均在舌内，收缩可改变舌形，后者起于舌内止于舌外，舌外肌群包括颏舌肌、舌骨舌肌、茎突舌肌，收缩可改变舌的位置，舌具有协助咀嚼、搅拌、吞咽食物及感受味觉的功能。

（二）咽

咽是一个上宽下窄、前后略扁的漏斗状肌性管道，长约 12cm。咽以软腭和会厌上缘为界，可分为鼻咽、口咽、喉咽三部分，分别与鼻腔、口腔和喉腔相通。口咽和喉咽是呼吸道和消化道的共同通道。

舌根后部正中有一矢状位黏膜皱襞连至会厌，称为舌会厌正中襞，其两侧的凹陷称为会厌谷，为异物易停留处。在喉入口两侧各有一深窝，称为梨状窝，亦为异物易停留处。

（三）喉

喉腔与气管通过带状肌群悬挂于舌骨与胸骨之间。喉前庭由会厌、杓会厌皱襞、杓状软骨以及假声带的上表面围成。咽腔通向喉腔入口处有三层瓣膜结构：会厌与杓会厌皱襞；杓状软骨、会厌基部以及假声带；声带。吞咽时喉由下至上关闭，即声带和室带内收，随后杓会厌皱襞内收。喉向前的动作使声门离开口咽与喉咽之间的直线，导致喉咽和食管上部相对张开。杓会厌皱襞的内收和舌根推动会厌后移，每边各形成一条沟，将食团引向梨状窝。喉返神经麻痹引起的误咽一般发生于咽部，多由于喉关闭不全所致。

（四）食管

食管是一扁狭肌性长管状器官，长约 25cm，上端与咽相连，与环状软骨后部持平，下端位于食管裂口下部，经贲门与胃相连。可分为颈部食管、胸部食管、腹部食管三个部分，并有各自狭窄的部分。食管上括约肌呈慢性收缩，以防止人体在呼吸时将气体吸入食管，其同时也可阻止食物的咽反流。

二、吞咽的生理过程

正常吞咽是一个流畅、协调的过程。通常口腔、咽、食管被比喻为一个由括约肌划分的能够舒张和收缩的管道，称之为上消化道。通过上消化道括约肌的序贯收缩和舒张作用，分别在食团前后产生负性吸引力及正性压力以推进食团。正常吞咽过程可分为四个阶段（图 8 - 2）：口腔准备期、口腔期、咽期和食管期。

（一）口腔准备期

口腔准备期是指将口腔内的食物通过唇、舌、牙齿、颊等将其磨碎、咀嚼形成食团，并准备吞咽的过程。张口，食物进入口腔之后，口唇闭合；舌感知食物的味道、温度和质地，并移动食物到上下牙列之间进行咀嚼，食物与唾液充分混合，最终形成食团；咀嚼过程中颞下颌关节是咀嚼运动的关键关节，由肌肉牵拉下颌产生上下前后的运动完成对食物的充分研磨；面颊部肌肉配合舌的运动挤压食物到正确位置；口腔后部的软腭与舌根相接阻止食物提前进入咽腔。

（二）口腔期

口腔期是指将准备好的食团向咽部运送的过程。舌将准备好的食团向咽部推动，到达舌根部；此时唇封闭，颊肌收缩，同时舌尖上抬，舌与腭的接触面积扩大，将食团向后挤压至舌根与下颌骨缘交界处。此期时间短，一般用时 1 ~ 1.5 秒。

（三）咽期

咽期是指从咽部激发开始至食团到达环咽肌入口处。咽期激发后，首先软腭上抬，抵咽后壁，关闭口咽与鼻咽通道，防止食物反流入鼻腔，舌背与硬腭紧贴，腭被封闭；通过舌根的推挤，食团被舌、软腭和咽壁包围，出现向下的咽蠕动波；喉上提，喉口紧贴会厌，喉入口关闭，防止食物误吸入喉；舌根最大限度地移至前上方，后部接近舌骨，会厌下倾；咽部收缩到达中咽，软腭下拉，封闭口峡。咽缩肌继续按顺序收缩，向下挤压食团或液体，食团头部到达环咽肌入口处。总用时大约 1 秒。

（四）食管期

食管期是指食物通过食管到达贲门。此期从环咽肌开放开始，食管肌肉的顺序收缩，产生蠕动波推动食团或液体下行，食管下括约肌放松，食团进入胃。此期大约用时 8 ~ 12 秒。

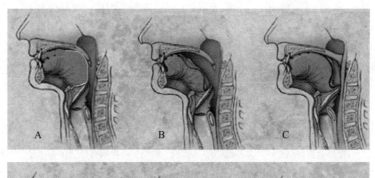

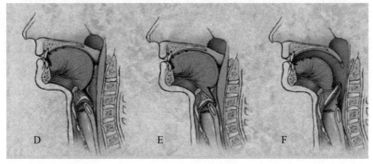

图 8 - 2　吞咽分期

（A：口腔准备期；B、C：口腔期；D 咽期；E、F：食管期）

三、吞咽过程的脑神经支配

吞咽过程中的随意运动由皮质、皮质下中枢控制，吞咽反射中枢位于延髓，高位中枢同时参与，由咽部和声门上结构的感觉刺激诱发一次吞咽动作。与吞咽功能紧密相关的脑神经有三叉神经、面神经、舌咽神经、迷走神经和舌下神经（表 8 - 1）。

1. 三叉神经　含有运动纤维和感觉纤维。运动纤维支配咀嚼肌（颞肌、咬肌、翼内肌、翼外肌等），主司咀嚼运动和张口运动。感觉纤维传导面部皮肤、口腔、鼻腔、牙齿等的痛、温、触觉及咀嚼肌的本体感觉。

2. 面神经　为混合神经，其特殊内脏运动纤维支配面部表情肌（额肌、眼轮匝肌、颧肌、颊肌、口轮匝肌等）。一般内脏运动纤维支配舌下腺、下颌下腺等腺体的分泌。味觉纤维管理舌前 2/3 的味觉。

3. 舌咽神经　一般内脏感觉纤维分布于咽、扁桃体、舌后 1/3、咽鼓管等处黏膜。味觉纤维管理舌后 1/3 的味觉。一般内脏运动纤维支配腮腺分泌。特殊内脏运动纤维支配茎突咽肌，其功能为提高咽穹隆。

4. 迷走神经　一般内脏感觉纤维分布于咽、喉、食管、气管，接受黏膜感觉。运动纤维支配软腭、咽及食管肌肉。

5. 舌下神经　主要由躯体运动纤维组成，支配全部舌内肌和舌外肌。

表 8 - 1　吞咽过程中各期的肌肉功能及神经支配

吞咽过程（分期）	生理作用（主要相关肌肉）	神经支配
口腔准备期	闭合口唇（口轮匝肌、颊肌）	面神经
	咀嚼运动和张口运动（咀嚼肌）	三叉神经
	搅拌食物（舌内肌、舌外肌、颊肌）	舌下神经、面神经
	保持食物在口腔内，并协助咀嚼（面肌、腭肌）	舌咽神经、迷走神经、三叉神经、面神经
咽期	上提、收紧腭帆（腭帆提肌、腭帆张肌）	三叉神经、舌咽神经、迷走神经
	上提咽部（咽提肌）	迷走神经、舌咽神经
	喉向上、向前移位（舌骨上肌群）	三叉神经、面神经、舌下神经
	依次收缩，向下挤压食团（咽缩肌）	迷走神经
食管期	食管收缩（骨骼肌、平滑肌）	迷走神经、交感神经

项目二　吞咽障碍概述

吞咽障碍是神经系统、颌面部肿瘤等疾病的常见并发症，可引起脱水、营养不良、误吸、吸入性肺炎、窒息等。吞咽障碍的出现轻则会影响身体健康，重则会危及生命。因此，早期诊断、评估患者存在的吞咽困难，及时进行科学有效的康复治疗，减少并发症，改善其自身的吞咽功能显得尤为重要。

一、吞咽障碍的定义

吞咽障碍（deglutition disorders）是指由于下颌、双唇、舌、软腭、咽喉、食管括约肌或食管功能受损，不能安全有效地把食物由口送到胃内取得足够营养和水分的进食困难。表现为液体或固体食物进入口腔、吞下过程中发生障碍或吞下时发生呛咳、哽噎。吞咽障碍的症状因病变发生的部位、性质和程度不同而有很大的差别。轻者仅有吞咽不畅，重者会有误吸，甚至因食物进入气管而引起肺炎。

言语的产生及完成需要参与吞咽的器官协调运动。吞咽障碍可能会导致言语障碍，或与言语障碍并存。

二、吞咽障碍的病因

吞咽障碍的主要病因包括脑血管意外（或称脑卒中）、老年性精神障碍（老年痴呆）、帕金森病、肌萎缩侧索硬化（尤其是延髓型）、头颈部肿瘤、儿童神经系统疾病（如脑瘫等)、唇腭裂修复前、肌病、免疫系统疾病、骨骼系统疾病（如颈椎病）等。

脑血管疾病所致的吞咽障碍，在急性期的并发率较高，占脑血管疾病患者的40%左右。这一时期，如果摄食不当，很容易导致吸入性肺炎。随着疾病的自然恢复，多数情况下其吞咽障碍会逐渐好转，但如果到慢性期其吞咽障碍还有残留的话，这表明恢复情况不好，需要进行专门治疗。

根据障碍部位可分为大脑半球病变和以延髓为中心的脑干病变。大脑半球病变中，一侧性病变在数周内自然恢复的病例较多。若存在两侧病变，则呈假性延髓麻痹状态。假性延髓麻痹者在口腔准备期、口腔期的吞咽障碍较严重，如咀嚼、食团形成、食团移送等出现困难，但吞咽反射仍有一定程度的残留。脑干部延髓吞咽中枢的病灶可引起延髓麻痹，障碍主要发生在咽期，特征是吞咽反射的诱发极其微弱，甚至消失，但在口腔准备期和口腔期没有障碍，即使有也很轻微。因此，延髓麻痹往往误咽情况较突出，多数病例治疗困难。延髓麻痹与假性延髓麻痹导致吞咽障碍的鉴别见表8-2。

表8-2 延髓麻痹与假性延髓麻痹导致吞咽障碍的鉴别

	延髓麻痹	假性延髓麻痹
损伤部位	下运动神经元	双侧上运动神经元
精神状态	不影响精神状态	影响精神状态，包括精神错乱，痴呆，定向、定位力差
咽反射	咽反射消失	咽反射存在
情绪	情绪易变罕见	情绪易变常见
有无病理反射	一般无病理反射	病理反射阳性
影响阶段	咽期	口腔期

三、吞咽障碍的分类及临床表现

(一)吞咽障碍的分类

吞咽障碍根据不同的分类方法可分为多种类型。按发生部位分类，可分为口腔期吞咽障碍、咽期吞咽障碍、口咽期吞咽障碍和食管期吞咽障碍；按病因分类，可分为器质性吞咽障碍和功能性吞咽障碍。

1. 器质性吞咽障碍 又称结构性吞咽障碍，是指由口腔、舌、咽、喉、食道的器质性病变引起的解剖学异常所造成的吞咽障碍，常见病因有吞咽通道及邻近器官的炎症、损伤、肿瘤、外伤手术、放射治疗等。

2. 功能性吞咽障碍 是指由神经肌肉疾病引起的生理性异常所造成的吞咽障碍，口咽部功能性吞咽障碍的主要病因有肌炎、脑卒中、帕金森病等。食管功能性吞咽障碍的常见病因有食管肌炎、食道肿瘤、贲门失弛缓症等。

（二）吞咽障碍的临床表现

按照发生部位的不同，将吞咽障碍的临床表现比较如下（表8-3）。

表8-3 不同部位吞咽障碍的临床表现

临床症状发生机制	口咽部	食管
发生时间	吞咽前、吞咽时	吞咽后数秒内
吞咽困难的特点	引起吞咽动作时较费力	胸骨后阻塞感
起病及进程	长期持续	逐渐起病，进展缓慢
食团的特点	对液体吞咽困难多于固体	对固体吞咽困难多于液体
常见伴随症状	构音障碍、呛咳、咳嗽、鼻反流、食物滞留有咽不净感	胸部饱满感、堵塞感、胸痛、呕吐、慢性胃灼热

项目三 吞咽障碍的评估

吞咽障碍在评估前需要详细询问病史，包括：①患者有无与吞咽相关的病史，如牙列不齐、口腔溃疡、口腔干燥、体重下降等；②注意病史中的几个关键点：吞咽困难部位，食物和（或）液体的种类，进行性或间歇性，症状的持续时间，从而判断吞咽困难发生的部位；③询问有无与吞咽困难相关的伴随症状，如引发吞咽动作困难、鼻内容物反流、咳嗽、鼻音重、咳嗽反射减弱、噎塞、构音障碍等。

一、全面评估

1. 基础疾病 任何大脑损伤及造成口腔运动障碍的疾病或损伤均可导致吞咽障碍，主要包括：脑卒中、脑外伤、神经系统感染、脱髓鞘性神经疾病、老年痴呆、帕金森病、肌萎缩侧索硬化、重症肌无力、鼻咽癌、头颈部口腔肿瘤术后或放射治疗后、颈椎骨质增生、癔症等。

2. 意识水平 患者的高级脑功能和意识状态对吞咽过程也有影响。

3. 营养水平 患者营养摄入不足、营养不良及体重下降可造成抵抗力下降，使康复进程缓慢。

4. 服药史 如镇静剂可影响患者的精神状态，利尿剂会使患者感觉口干，肌松剂可使肌力减退，有些药物可使腺体分泌减少等，也会导致吞咽障碍。

二、吞咽障碍评估

评估的主要目的是发现其是否存在吞咽障碍，以及其严重程度，为确定评估内容及制订治疗计划提供依据。

1. 反复唾液吞咽测试（RSST） 本评估法由才藤荣一在1996年提出，是一种评定吞咽反射能否诱导吞咽功能的方法，其内容是：被检查者原则上应采用坐姿，卧床时采取放松体位，检查者将手指放在患者的喉结及舌骨处，让其尽量快速反复吞咽，喉结和舌骨随着吞咽运动越过手指，向前上方移动再复位，确认这种上下运动，下降时刻即为吞咽完成时刻。观察患者在30秒内吞咽的次数和活动度。当被检查者口腔干燥无法吞咽时，可在舌面上注入约1mL水后再让其吞咽。

高龄患者30秒内完成3次即可。对于有意识障碍或认知障碍不能听从指令的患者，反复唾液吞咽试验执行起来有一定的困难，这时可在口腔和咽部做冷按摩，观察吞咽的情况和吞咽启动所需要的时间。结果判断：30秒内吞咽次数少于3次，或喉上抬的幅度小于2cm为异常。

2. 饮水试验 本评估方法由洼田俊夫在1982年提出，主要通过饮水来筛查患者有无吞咽障碍，以及评估其程度，同时还能作为能否进行吞咽造影检查的筛选标准。观察过程为：让患者像平常一样喝下30mL水，然后观察和记录患者的饮水时间、有无呛咳、饮水状况等，并记录患者是否会出现下列情况（见表8-4），如啜饮、含饮、水从嘴唇流出、边吃边要勉强接着喝、小心翼翼地喝等。

表8-4 饮水试验结果分级及判断标准

分级	判断
Ⅰ级：可一次喝完，无噎呛	正常：Ⅰ级，在5秒内完成
Ⅱ级：分2次以上喝完，无噎呛	可疑：Ⅰ级，在5秒以上完成；Ⅱ级
Ⅲ级：能一次喝完，但有噎呛	异常：Ⅲ级、Ⅳ级、Ⅴ级
Ⅳ级：分2次以上喝完，有噎呛	
Ⅴ级：常常呛住，难以全部喝完	

3. 简易吞咽诱发试验 此方法可以在床边简易进行吞咽测试，可判断有无隐形误吸，误吸的发现率比饮水测试要高。方法为：将0.4mL温水滴注到患者咽部的上部，观察患者的吞咽反射和从注射后到发生反射的时间差。如果在滴注温水后3秒内能够诱发吞咽反射，则判定为吞咽正常。吞咽反射在3秒以上出现或不出现，则为吞咽功能异常。若异常，可将水加至2mL，再次进行试验，若3秒以内出现吞咽反射为轻度吞咽异常；3秒以上出现或者不出现吞咽反射为吞咽功能异常，存在隐形误吸的可能。

4. 染料试验 专用于气管切开的患者，让患者服下用蓝色染料（一种无毒的蓝色食物色素）混合调配的水或食物，如蓝染水或食物从气管口咳出来，或是可用吸痰器吸出，说明水或食物已进入气道。

三、与吞咽有关的口颜面功能评估

1. **直视观察** 观察唇结构及黏膜有无破损，两颊黏膜有无破损，唇沟和颊沟是否正常，硬腭的结构（高度和宽度），软腭和悬雍垂的体积，腭、舌咽弓的完整性，舌的外形及表面是否干燥、结痂，牙齿及口腔分泌物的状况等。

2. **唇、颊部的运动** 静止状态下唇部的位置，有无流涎，露齿时口角收缩的运动，闭唇鼓腮，交替重复发"u"和"i"音，观察会话时唇的动作。

3. **颌的运动** 静止状态下颌的位置，言语和咀嚼时颌的位置，是否能抗阻运动。

4. **舌的运动** 静止状态下舌的位置，伸舌运动，舌抬高运动，舌向双侧运动，舌的交替运动，言语时舌的运动及抗阻运动。舌的敏感程度，是否过度敏感及感觉消失。

5. **软腭的运动** 发"a"音观察软腭的抬升，言语时是否有鼻腔漏气，刺激腭弓是否有呕吐反射出现。

6. **喉功能** 观察发音的音高、音量、言语的协调性，空吞咽时检查喉上抬运动。做空吞咽检查喉上抬运动的方法：治疗师将手放于患者下颏下方，手指张开，食指轻放于下颌骨下方的前部，中指放在舌骨处，无名指放于甲状软骨的上缘，小指放于甲状软骨的下缘，嘱患者吞咽时，无名指的甲状软骨上缘能否接触到中指来判断上抬的能力。正常吞咽时，甲状软骨能碰及中指（2cm）。

可从以下两个方面来检查喉功能：①屏气功能检查：令患者吸气后闭气，以检查声门是否能关闭；②闭气后发声：令患者随意咳嗽，若能够随意咳嗽，说明可以自己清理声门及喉前庭的食物残渣。

四、摄食–吞咽障碍的评估

观察时使用的食物有：流质，如水、清汤、茶等。半流质，如稀粥、麦片饮料、加入增稠剂的水等。糊状食物，如米糊、浓粥等，平滑而柔软，便于食用。半固体，如烂饭，需要中等咀嚼能力。固体，如正常的米饭、面包等，需要较好的咀嚼能力。

开始时使用糊状食物，逐步使用流质、半流质，然后过渡到半固体、固体。数量开始为1/4茶匙，约2.5mL，再逐步增至半茶匙（约5mL）、一茶匙（约10mL），最后至一匙半（15mL），进食液体顺序为从使用匙、杯到使用吸管。整个评估时间约20～30分钟。可从以下几个方面进行评估。

1. **是否有对食物认识障碍** 给患者观看食物，观察其有无反应。将食物触及其口唇，观察是否张口或有无张口的意图。意识障碍的患者常有这方面的困难。

2. **是否有入口障碍** 三叉神经受损的患者因舌骨肌、二腹肌失去支配，则张口困难，食物不能送入口中。面神经受损的患者因口轮匝肌失去支配，不能闭唇，食物往口腔外流；鼻腔反流是腭咽功能不全或腭咽无力的伴随症状。

3. 进食所需时间及吞咽时间　　正常的吞咽包括一些要求肌肉精确控制的复杂的运动程序，这些运动快速产生，仅需要 2 ~ 3 秒即可把食物或液体从口腔送到胃中，吞咽困难时则引起吞咽时间延长。

4. 送入咽部障碍　　主要表现为流涎，食物在患侧面颊堆积或嵌塞于硬腭，舌搅拌运动减弱或失调，致使食物运送至咽部困难或不能。

5. 经咽部至食管障碍　　主要表现为哽噎和呛咳，尤其是试图吞咽时尤为明显，多因环咽肌不能及时松弛所致。其他症状包括鼻腔反流、误吸、气喘、每口食物需要吞咽数次、吞咽反射启动延迟、咽喉感觉减退或丧失、食物残留在梨状窝、声音嘶哑或"湿音"、构音障碍、呕吐反射减退或消失、痰增多。声音嘶哑、"湿音"常提示有误吸的可能。

6. 与吞咽有关的其他功能

（1）**进食的姿势**　　当患者不能对称地坐直时，常躯干前屈，不得不向后伸颈，颈前部肌肉被牵拉，舌头与咽喉的运动就更为困难。偏瘫患者躯干和头屈向偏瘫侧，难以将食物置于口腔中，在口腔内控制食物几乎不可能。因此，应评价用哪种姿势进食较容易，并可使误吸症状减轻或消失。

（2）**呼吸状况**　　呼吸和吞咽是维持生命的主要功能，但呼吸和吞咽两者之间的协调有着重要的联系。正常吞咽需要暂停呼吸一瞬间（会厌关闭呼吸道 0.3 ~ 0.5 秒），让食物通过咽部；咀嚼时，用鼻呼吸。如果患者在进食过程中呼吸急速，咀嚼时用口呼吸或吞咽瞬间呼吸，均容易引起误吸。主要观察呼吸节律，用口呼吸还是用鼻呼吸，咀嚼和吞咽时呼吸的情况等。

7. 吞咽失用的检查　　吞咽失用的主要表现为：没有给患者任何有关进食和吞咽的语言提示，给予患者盛着食物的碗筷，患者能正常地拿起进食，吞咽也没问题，但给予患者口头指示进食吞咽时，患者意识到需要吞咽的动作，却无法启动，无法完成整个进食过程。有些患者，给予其食物，会自行拿勺子舀食物张口送入口中，但不会闭唇、咀嚼，或舌头不会搅拌运送食物，不能启动吞咽，而无意识状态下或检查中，可观察到患者唇舌各种运动功能都正常。吞咽失用可能与认知功能有关。

通过完善以上各项检查，可对患者"摄食 - 吞咽障碍等级"进行评定（表 8 - 5），并可把总体评定的结果记录下来。

表8-5 摄食-吞咽障碍等级评定

等级	表现	相关训练项目
Ⅰ：重度	无法经口腔进食，完全辅助进食	1. 吞咽困难或无法进行，不适合吞咽训练
		2. 误咽严重，吞咽困难或无法进行，只适合基础性吞咽训练
		3. 条件具备时误咽减少，可进行摄食训练
Ⅱ：中度	经口腔和辅助混合进食	1. 可以少量、乐趣性地进食
		2. 一部分（1~2餐）营养摄取可经口腔进行
		3. 三餐均可经口腔摄取营养
Ⅲ：轻度	完全口腔进食，需辅以代偿和适应等方法	1. 三餐均可经口腔摄取营养
		2. 除特别难吞咽的食物外，三餐均可经口腔摄取
		3. 可以吞咽普通食物，但需要临床观察和指导
Ⅳ：正常	完全口腔进食，无需代偿和适应等方法	摄食-吞咽功能正常

五、吞咽障碍的辅助检查

（一）辅助检查方法的种类及比较

目前，吞咽障碍的辅助检查有影像学检查和非影像学检查。影像学检查包括电视荧光放射吞咽功能检查（吞咽造影检查）、电视内窥镜吞咽功能检查、超声检查、放射性核素扫描检查；非影像学检查包括测压检查、表面肌电图检查、脉冲血氧饱和度检测等。每一种检查程序都可以提供有关吞咽的部分信息，包括口咽腔的解剖结构、吞咽生理功能或患者吞咽的食物性质等。因此，治疗师要熟悉每一项检查方法能提供的吞咽相关信息，并了解每种检查的优缺点（表8-6）。在临床应用上，医生和治疗师要根据患者病情的需要做相应的检查。

表8-6 吞咽障碍各种辅助检查方法的比较

检查方法	适应证	评价
电视荧光放射吞咽功能检查（吞咽造影检查）	口腔期、咽期、食管期吞咽障碍患者	优点：简单易行，对细微异常较敏感的吞咽障碍患者，可使用不同性质的食物和不同姿势进行评估
		缺点：病重者不能进行，不能发现咽喉处的唾液残留，不能定量分析咽收缩力和食团内压，不能反映咽的感觉功能
纤维内窥镜下吞咽功能检查	口腔期、咽期吞咽障碍患者	优点：可提供高效可靠的吞咽障碍处理策略，较全面地评估吞咽的运动功能和感觉功能
		缺点：着重于局部的观察，不能观察吞咽的全过程及环咽肌和食管的功能

检查方法	适应证	评价
测压检查	咽期和食管期运动功能障碍的疑难病例和不典型病例	优点：了解吞咽障碍的病理生理特点，分析吞咽障碍的病因和吞咽的有效性，对评估食管动力障碍性疾病有较大的价值 缺点：设备要求高，临床应用少，评估数据不足，费用昂贵
放射性核素扫描检查	口腔期、咽期、食管期吞咽障碍患者	优点：定量分析吞咽的有效性和误吸量，观察不同病因所致吞咽障碍的吞咽模式，手术后的吞咽评估 缺点：接触放射线辐射，科研应用为主，临床使用的资料有限，费用较昂贵
超声检查	口腔期、咽期吞咽障碍的儿童患者	优点：敏感的观察舌的异常运动，尤其是生物反馈治疗，无创性检查，能在床边进行 缺点：仅观察到吞咽的某一阶段，对食管上括约肌的观察不理想
表面肌电图检查	口咽神经肌肉疾病	优点：了解吞咽障碍的电生理机制，利用肌电反馈技术进行吞咽训练，无创性检查，能在床边进行 缺点：对特定肌肉定位困难，对运动单位动作电位难以进行准确的定量分析

（二）电视荧光放射吞咽功能检查（吞咽造影检查）

电视荧光放射吞咽功能检查（VFSS）是目前公认最全面的、最可靠的、最有价值的吞咽功能检查方法。被认为是吞咽障碍检查的"理想方法"和诊断的"金标准"。

此方法是在放射科医师和言语治疗师的共同指导下，通过 X 线透视来观察患者吞咽不同黏稠度的由钡剂包裹的食团的情况。这种检查方法不仅能对整个吞咽过程进行详细的评估和分析，能发现吞咽障碍的结构性或功能性异常的病因及其部位、程度、代偿情况，有无误吸或误咽等，还可以指导患者在不同姿势下进食，以观察何种姿势更适合患者。当患者出现吞咽障碍，则随时给予辅助手段或指导患者使用合适的代偿性手段以帮助其完成吞咽。其对研究吞咽障碍的机制和原因具有重要价值，是吞咽障碍临床诊断所必需的检查之一，并可为选择有效的治疗措施和观察治疗效果提供依据。

1. 准备工作

（1）检查设备 一般用带有录像功能的 X 光机，其可记录吞咽从口腔准备期到食物进入胃的动态变化情况。

（2）所需材料 造影剂一般为 20% 或 76% 泛影葡胺溶液或钡剂。造影检查时，将泛影葡胺与米粉混合，调制成不同性状的造影食物备用。其他物品：水、杯、汤匙、吸管、量杯、压舌板、吸痰器等。

2. 检查程序

（1）检查前 吞咽准备运动，如清洁口腔，排痰，适当的口腔内按摩，颈部旋转运动，发声，空吞咽等；特殊情况外，最好把鼻饲管拔去再进行检查。因为鼻饲管会影响食物运送的速度，进而影响观察。调制造影食物备用。将患者置于 X 光机床上，摆放适当体位。标准的操作是患者在直立位上进行，不能站立的患者，需用固定带进行固定。

（2）检查时　进食显影食物：每口的食物量一般由 1mL 起，逐渐加量，原则上先液体，后糊状和固体，从一匙开始，如无问题再逐渐加量。观察并录像：一般选择正位和侧位观察，其中颈部较短者采用左前或右前 30°直立侧位，可更清晰地显示造影剂通过环咽肌时的开放情况。观察不同性状食物是否产生异常症状，发现障碍后，用哪种补偿方法有效。补偿方法包括调节体位、改变食物性态、清除残留物等。

3. 主要观察的信息

（1）正位像　主要观察单侧或双侧梨状窝和会厌谷是否有残留，以及辨别咽壁和声带功能是否不对称。

（2）侧位像　主要确定吞咽各期的器官结构与生理异常的变化，包括咀嚼食物、舌头搅拌和运送食物的情况、食物通过口腔的时间、舌骨和甲状软骨上抬的幅度、腭咽和喉部关闭情况、时序性、协调性、肌肉收缩力、会厌放置、环咽肌开放情况、食物通过咽腔的时间、食管蠕动运送食团的情况等。还要观察有无下列异常表现：如滞留、残留、反流、溢出、渗漏、误吸等。

（三）纤维内窥镜下吞咽功能检查

纤维内窥镜下吞咽功能检查（FEES）是吞咽功能检查的另一种常用方法，是对咽喉部检查最直观、最简单易行的方法之一，也是检查吞咽时气道保护性吞咽反射和食团运输功能的一种重要方法。FEES 就是使用纤维镜经过鼻腔、咽腔、喉腔，在直视下观察平静呼吸、用力呼吸、咳嗽、说话和吞咽过程中鼻、咽部、喉部、梨状隐窝、会厌、杓状软骨、声带等的功能状况，以了解进食时食物聚集的位置及量，并评估吞咽能力及判断是否存在误吸。FEES 使用的范围较广，可应用于清醒并能够配合检查的吞咽障碍患者，尤其是当病情严重无法将患者转运至放射科进行检查时，FEES 是更实用的检查方法。

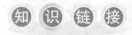

常见吞咽造影剂检查的异常表现

1. 滞留　是指吞咽前造影剂积聚在会厌谷或梨状窝时的状况，即大量造影剂留在会厌谷及梨状窝内，数次吞咽后能及时排出。

2. 残留　是指吞咽完成后造影剂仍留在会厌谷及梨状窝的情况，即少量造影剂留在会厌谷及梨状窝内，数次吞咽后不能及时排出。

3. **反流** 是指造影剂从下咽腔向上反流入鼻咽腔和（或）口咽腔。

4. **溢出** 在会厌谷或梨状窝的内容物积聚超过其容积，以致溢出来的状况，通常情况下会溢入喉前庭。

5. **渗漏** 是指造影剂流向鼻咽腔、喉前庭、气管等处。

6. **误吸** 是指造影剂进入气管、支气管及肺泡内。

项目四　吞咽障碍的治疗

吞咽障碍的治疗策略可分为间接治疗策略和直接治疗策略两大类。间接治疗策略是指患者不进食，即不做吞咽动作，通过其他动作的训练来提高与吞咽有关的神经肌肉的控制能力。直接治疗策略是指直接做吞咽动作，以改善吞咽的病理生理状况。如果患者的吞咽障碍比较严重，可以首先采用间接治疗策略，然后采用直接治疗策略，当患者的吞咽功能改善后，可以进行直接治疗训练，在直接治疗训练的同时可以并用间接治疗策略。

一、间接治疗策略

间接治疗策略的方法有多种，常用的有颌面和下颌的运动、舌的运动、感觉刺激、呼吸训练、构音训练、吞咽辅助手法训练、神经肌肉电刺激。

（一）颌面、下颌和舌的运动

1. **下颌运动训练** 可促进咀嚼功能，对张口困难者，可对痉挛肌肉进行轻柔按摩，使咬肌放松，嘱其尽量张口，通过主动被动运动让患者体会下颌的开闭，然后松弛下颌向两侧运动。

2. **口唇运动训练** 嘱患者交替发"u"音和"i"音，鼓腮，脸颊的吸入，吸吮手指，体验吸吮的感觉，直到中度吸吮力量。其他练习包括口唇突出与旁拉、嘴角上翘做微笑状、抗阻鼓腮等。

3. **舌的运动训练** 包括伸舌，舌舔左右嘴角，舌上抬，舌舔口唇一周，舌舔牙上下内外，舌顶腮，弹舌，吸吮舌等，可以促进对食团的控制及向咽部输送的能力。

（二）感觉促进综合训练

患者开始吞咽之前给予各种感觉刺激，使其能够促发吞咽，称为感觉促进法。对于吞咽失用、食物感觉失认、口腔期吞咽延迟启动、口腔感觉降低或咽部期吞咽延迟启动的患者，通常采用在进食前增加口腔感觉训练，其方法为：

1. **压觉刺激** 进食时用汤匙将食物送入口中，放在舌后部，同时增加汤匙下压舌部的力量。

2. 味觉刺激 给患者酸的或者有较强烈味道的食物，给舌以味觉刺激。

3. 冰刺激 冰刺激能有效强化吞咽反射，反复训练有利于诱发有力的吞咽动作。将冰冻棉签轻轻刺激软腭、腭弓、舌根和咽后壁，然后嘱患者做吞咽动作，用冰冻的棉棒一边快速刺激软腭，一边发"α""o"音，刺激的方向为向上向外。

(三)呼吸训练与构音训练

由于吞咽困难患者常伴有构音障碍，通过构音训练可以改善吞咽有关器官的功能。详见模块六"构音障碍"中呼吸训练和构音训练的相关内容。

(四)吞咽辅助手法

1. 声门上吞咽训练（supraglottic swallow） 也称屏气吞咽，方法是深深吸一口气后闭住气，保持闭气状态，同时进食一口食物，吞咽，呼出一口气后，立即咳嗽，再空吞咽一次，正常呼吸。这一方法的原理是：屏住呼吸使声门闭合，声门气压加大，吞咽时食团不易进入气管，吞咽后咳嗽可以清除滞留在咽喉部的残留食物。适用于吞咽反射触发迟缓及声门关闭功能下降的患者。

2. 超声门上吞咽训练（super–supraglottic swallow） 方法是吸气并且紧紧地闭气，用力向下压，当吞咽时持续保持闭气，并且向下压，当吞咽结束时立即咳嗽。这一吞咽法有助于闭合喉前庭入口，增加舌根后缩的力量，清除会厌谷内的残留食物。适用于呼吸道入口闭合不足的患者，特别适合做过喉声门上切除术的患者。

3. 门德尔松吞咽技术（Mendelsohn technique）

（1）对于喉部可以上抬的患者，当吞咽唾液时，让患者感觉喉在向上提，设法保持喉上抬位置数秒；或吞咽时让患者以舌部顶住硬腭，屏住呼吸，以此位置保持数秒，同时让患者用食指置于甲状软骨上方，中指置于环状软骨上，以感受喉结上抬。

（2）对于喉部上抬无力的患者，治疗师用手上推其喉部来促进吞咽，即只要喉部开始抬高，治疗师用拇指和食指置于环状软骨下方，轻捏并上推喉部，然后固定。注意要先让患者感到喉部上抬，上抬逐渐诱发出来后，再让患者有意识地保持上抬位置。这一技术增加了舌的驱动力，加之喉的上抬，增加了环咽肌开放的时间和程度，适用于喉上抬及环咽肌开放障碍的患者。

4. Masake训练法（舌制动吞咽法） 方法是吞咽时将舌尖稍后的小部分舌体固定于牙齿之间，或治疗师用手拉出一小部分舌体，然后让患者做吞咽动作，使患者咽壁向前收缩。适用于咽后壁向前运动较弱的吞咽障碍患者。其不良影响是呼吸道闭合时间缩短，吞咽后食物残留增加，咽期吞咽启动更加延迟，故此方法不能运用于直接进食食物的过程中。

5. Shaker训练法（头抬升训练法） 方法是让患者仰卧于床上，尽量抬高头，但肩不能离开床面，眼睛看自己的足趾，重复数次。作用是有助于增强食管上括约肌开放的肌肉力量，减少下咽腔食团内的压力，使食团通过上食管括约肌（UES）入口时阻力较小，从而改善吞咽后食物的残留和误吸。

6. K 点刺激法 此方法由日本言语治疗师小岛千枝子教授创立。K 点位于磨牙后三角的高度，腭舌弓和翼突下颌帆的中央位置。通过刺激此部位可以诱发患者的张颌反射和吞咽反射。适用于上运动神经元损伤后张口困难的患者，对于认知障碍及理解力下降的患者也可以用。

（五）Vitalstim 神经肌肉电刺激

Vitalstim 神经肌肉电刺激是通过刺激完整的外周运动神经来激活所支配肌肉的电刺激以及直接激活去神经支配的肌肉纤维的电刺激。

1. 治疗目标 强化无力肌肉，帮助恢复喉上抬运动控制，延缓肌肉萎缩，增加咽肌收缩的力量和速度，改善局部血液循环，刺激吞咽系统 I 型肌纤维和 II 型肌纤维以提高吞咽功能，增强肌力及强化肌肉正常收缩时序。

2. 治疗参数和操作程序 Vitalstim 的治疗参数已设定为双向方波，波宽为700ms，输出强度为 0 ~ 15mA，频率为 30 ~ 80Hz。Vitalstim 吞咽机见图 8 – 3。

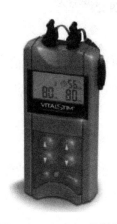

图 8 – 3　Vitalstim 吞咽机

3. 电极放置方式

（1）方式一　此法最常用，适用于大多数患者。在严重吞咽困难时，此方式可影响多数肌群。具体方法：沿正中线垂直排列所有电极，将第一电极刚好放置于舌骨上方，第二电极紧挨第一电极下放置，置于甲状软骨上切迹上方，第三电极和第四电极按前两个电极之间的等距离放置，最下面的电极不应放置于环状软骨之下。通道 1 主要作用于舌骨上及舌骨下肌肉系统；通道 2 则作用于舌骨下肌肉系统。

（2）方式二　适用于伴有原发性会厌谷滞留和喉部移动功能障碍的患者。通道 1 紧位于舌骨上方，水平排列电极；通道 2 沿正中线水平排列电极，最上面的电极放置于甲状软骨上切迹上方，最下方的电极放置于甲状软骨上切迹下方。该放置方法上方的通道电流主要作用于会厌谷和舌基部周围肌肉系统，下方通道电流主要作用于舌骨下肌肉。

（3）方式三　适用于大多数咽部及喉部运动缺陷的患者。在中线两侧垂直排列通道，最下方电极恰位于或放置于甲状软骨上切迹上方，但应注意不要向旁侧过远放置电极，以免电流通过颈动脉窦。该放置方法是方式一的替代方案，电流主要作用于下颌舌骨肌、二腹肌和甲状舌骨肌。

（4）方式四　适用于口腔期吞咽困难患者。将通道1电极置于颏下方，通道2电极放置于面神经颊支位置上。通道1刺激舌外附肌群和某些舌内附肌肉组织及舌骨上肌肉，促进咽部上抬；通道2刺激面神经，引发面部肌肉收缩；颊肌和口轮匝肌是口腔期吞咽困难治疗的目的肌肉。

二、直接治疗策略

直接治疗策略，又称为代偿性策略，包括饮食器具的选用、进食体位、食团入口位置、食团性质（大小、结构、温度、味道等）、进食环境等。代偿性策略通过改变食物通过的渠道和采用特定吞咽方法使吞咽变得安全。

（一）饮食器具的选用

如果液体在口腔内传送困难，可以使用吸管。如果舌运动障碍而不能把食团传送到口咽部，则可采用舌切除术。如果无舌切除术，可用50～60mL注射器接上导管，将食物放到口腔后部。

（二）进食体位

治疗师应该根据患者的吞咽生理来选择最适合的体位。一般认为进食最佳体位为坐位或半卧位，进食体位一般采取颈部前屈，躯干与地面成45°以上最安全。

（三）食团性质的选择

本着先易后难的原则，根据吞咽困难的程度和阶段来选择食物形态。容易吞咽的食物特征是密度均匀，有适当黏性，不易松散，通过咽和食道时容易变形，且不在黏膜上残留。

（四）一口量及进食速度

一口量即最适于吞咽的每次摄食的一口量。正常人约为20mL。根据患者情况选用适当的速度和一口量，一般先以少量（流质1～4mL）进行尝试，然后酌情增加。吞咽时可结合声门上吞咽法，吞咽后紧接着咳嗽以消除食物残留，减少误吸危险。

（五）进食环境

进食环境应整洁，尽量避免在吵闹、杂乱的环境中进食。如果患者的吞咽困难和病情较严重，则在进餐环境中需要提供吸引器和具备急救知识的医护人员。

（六）姿势改变代偿技术

1. 头颈部旋转 适用于单侧咽部麻痹患者。方法：头颈部向患侧旋转，此法能关闭该侧梨状窝，使食物移向健侧。

2. 侧方吞咽 适用于一侧舌肌和咽肌麻痹的患者。方法：头部向健侧侧倾吞咽。此法使食团由于重力的作用移向健侧，同时患侧梨状窝变窄能挤出残留物。

3. 低头吞咽 适用于咽期吞咽启动迟缓的患者。方法：颈部尽量前屈姿势吞咽。此法可使会厌、咽后壁后移，气管入口收窄，使食团后移避免入喉，有利于保护气道。

4. 从仰头到点头吞咽 适用于舌根部后推运动不足的患者。方法：颈部后屈时会厌谷变狭小，残留食物可被挤出，接着颈部前屈，形似点头，同时做空吞咽动作，可改善舌运动能力不足以及会厌谷残留。

5. 头部后仰 适用于食团口内运送较慢的患者。方法：头部后仰并吞咽，训练时要指导患者将食物咀嚼成食团后即可头部后仰并吞咽。此法能使食团因重力原因向后到达舌根。

6. 空吞咽与交互吞咽 适用于咽收缩无力的患者。方法：每吞咽一口食物后，反复做几次空吞咽。此法既能诱发吞咽反射，又能去除咽部残留物。

三、胃肠营养

使用胃肠营养的理由是不安全吞咽或者吞咽的效率太低使患者不能从口进食中得到足够的营养。常用的方法有鼻饲和经皮内镜下胃造口术。

1. 鼻饲 是指通过鼻部插管经过食管上括约肌进入胃部以输送营养的方法，鼻饲一般是最先采用的胃肠营养，其插入比较简单，不需要任何手术措施，但是长期使用鼻饲，会造成鼻黏膜坏死，应该双侧鼻腔交替使用，一般鼻饲的时间不应长于6周，以防止鼻黏膜萎缩、坏死。如果患者在6周后还不能经口正常进食，建议患者采用经皮内镜下胃造口术。

2. 经皮内镜下胃造口术 该方法是一个长期的胃肠营养手段，手术只需要局部麻醉，患者术后经过胃造口摄取营养。患者的家属可以从胃造口的末端放入糊状食物，每日3次，和正常进食时间相同。

由于鼻饲和经皮内镜下胃造口术都需要经过食管上括约肌，故患者都有较高的食物反流和吸入性肺炎的危险。为了减少食管反流，鼻饲和经皮内镜下胃造口术的患者需要在进食1小时内维持坐位或半卧位。

四、其他治疗策略

（一）针灸治疗

1. 体针

取穴：风府、人迎、廉泉、百劳。

操作：风府用 2 寸毫针，针尖朝向喉结方向，进针 1.2 寸，局部有酸胀感即可；人迎用 2 寸毫针，在喉结尖旁开 1.5 寸，颈总动脉内侧缘取穴，直刺 1.8 寸，局部要有窒息样针感；廉泉用 3 寸毫针，直刺约 2 寸；百劳用 2 寸毫针，直刺 1.5 寸，局部要有酸胀针感。针刺四穴均以平补平泻手法，得气后即出针。每日 1 次，15 天为 1 个疗程。

2. 耳穴贴压

取穴：神门、交感、皮质下、食道、贲门。

操作：取上述耳穴，每次贴压 1 耳，隔日 1 换，每日施行 1 次，10 次为 1 个疗程。

（二）球囊导管扩张术

球囊导管扩张术是 20 世纪 80 年代中期发展起来的介入技术，其操作简单，损伤小，适用于先天性狭窄、术后吻合口狭窄、化学灼伤性狭窄、肿瘤放疗后单纯瘢痕性狭窄、消化性狭窄、贲门失弛缓症等的治疗。近年来，我国窦祖林教授等利用改良的球囊扩张导管进行环咽肌痉挛（失弛缓症）扩张治疗，取得了满意的效果。方法为选用不同直径的球囊扩张导管（通常球囊扩张导管的直径为 8～40mm，长度为 30～100mm），球囊内的压力最大可达 10 个大气压（7600mmHg），自上而下插入，通过食管上括约肌，使环咽肌逐渐扩张。

除了以上策略外，还有药物治疗、手术治疗等。药物可以用于缓解某些吞咽障碍的症状，对于口咽分泌物过多的患者，采用抗胆碱能药物可抑制口咽分泌，减少误吸、咳嗽、噎塞等。对于环咽肌痉挛造成的吞咽障碍，可以注射 A 型肉毒杆菌毒素。对于管饲饮食也有误吸的患者，可以采用手术方法，但这样的手术会让患者失去发音功能，所以手术一般是最后采用的医学手段。伴有严重并发症的脑卒中所致吞咽障碍患者，不适宜做咽部悬吊术和环咽肌切开术，可采用保守治疗的方法。

复习思考

一、单选题

1. 下面哪一个不属于吞咽分期（　　　　）

A. 口腔准备期　　　　　B. 口腔期　　　　　C. 咽期

D. 食管期　　　　　E. 胃期

2. 哪项检查被认为是吞咽障碍检查的"理想方法"和诊断的"金标准"（　　）

A. 电视荧光放射吞咽功能检查

B. 电视内窥镜吞咽功能检查

C. 超声检查

D. 放射性核素扫描检查

E. 表面肌电图检查

3. 进行摄食直接训练时，一口量的选择流质食物先从多少毫升开始（　　）

A. 4mL　　　　　　　　　　B. 5mL　　　　　　　　　　C. 10mL

D. 8mL　　　　　　　　　　E. 20mL

4. 吞咽障碍间接训练方法中，"由鼻腔深吸一口气，然后屏住气进行空吞咽，吞咽后立即咳嗽"属于（　　）

A. 冷刺激　　　　　　　　B. 口唇闭锁练习　　　　　　C. 声带内收训练

D. 促进吞咽反射训练　　　　E. 声门上吞咽训练（屏气吞咽）

5. 舌肌训练不包括（　　）

A. 伸缩舌　　　　　　　　B. 左右伸舌　　　　　　　　C. 舌抬高

D. 弹舌　　　　　　　　　E. 吹气

二、多选题

下列饮水试验的结果，哪些属于存在吞咽障碍或者怀疑有吞咽障碍的情况（　　）

A. 可 5 秒内一次喝完 30mL 水，无噎呛

B. 分 2 次以上喝完 30mL 水，无噎呛

C. 能一次喝完 30mL 水，但有噎呛

D. 分 2 次以上喝完 30mL 水，有噎呛

E. 常常呛住，难以全部喝完 30mL 水

三、思考题

1. 引起吞咽障碍的常见病因有哪些？

2. 不同部位吞咽障碍的临床表现有哪些？

3. 口腔运动训练分别为哪些？

扫一扫，知答案

参考文献

1. 李胜利．语言治疗学．第2版．北京：华夏出版社，2014.

2. 李胜利．语言治疗学．北京：人民卫生出版社，2011.

3. 王左生．言语治疗技术．第2版．北京：人民卫生出版社，2014.

4. 万萍．言语治疗学．北京：人民卫生出版社，2012.

5. 李福胜．言语治疗技术．武汉：华中科技大学出版社，2012.

6. 田莉．言语治疗技术．第2版．北京：人民卫生出版社，2014.

7. 田莉．言语治疗技术．北京：人民卫生出版社．2010.

8. 牟志伟．言语治疗学．上海：复旦大学出版社，2009.

9. 窦祖林．吞咽障碍评估与治疗．北京：人民卫生出版社．2009.

10. 孙喜斌，刘巧云，黄昭鸣．听觉功能评估标准及方法．上海：华东师范大学出版社，2007.

11. 中国聋儿康复研究中心．听障儿童听觉口语教学示范教材．北京：中国文联出版社，2011.

12. 贺荟中．听觉障碍儿童的发展与教育．北京：北京大学出版社，2011.

13. 胡向阳．听障儿童全面康复．北京：北京科学技术出版社，2012.

14. 田勇泉．耳鼻咽喉头颈外科学．北京：人民卫生出版社，2013.